‖科学的根拠《エビデンス》をもとに解説‖

「ニセ医学」に騙されないために

新装版

内科医 名取 宏

Profile

名取宏（なとり・ひろむ）
内科医。
医学部を卒業後、大学病院勤務、大学院などを経て、現在は市中病院に勤務。
ツイッターやブログでも情報を発信している。
犬と猫だったら、だんぜん猫派。

NATROM のブログ
http://natrom.hatenablog.com/

はじめに

「ニセ医学」とは、医学のふりをしているが医学的な根拠のない、インチキ医学のことである。大雑把にくくれば、ニセ医学はニセ科学に含まれる。ニセ科学とは、科学のような見かけをしているが、科学的な根拠のないものだ。たとえば、血液型と性格には強い関係があるという『血液型性格診断』、水に「ありがとう」という言葉をかけて凍らせるときれいな結晶ができるという『水からの伝言』などがある。これらのニセ科学は、人事に利用されたり、教育の現場に入り込んだりして問題となっている。

ニセ科学の中でも、特にニセ医学は人の健康に悪影響を与えうるので、より注意が必要だ。ニセ医学そのものに害があることもあれば、そうでなくても通常の医療から患者さんを遠ざけてしまう危険性もある。通常の医療にも限界はあり、さまざまな問題点があるが、それでもニセ医学に頼るよりはずっとましである。

ただし、科学とニセ科学の境界が不明瞭なのと同様に、医学とニセ医学の境界も不明瞭だ。しかも、診療の現場では、医療制度や医療機関の事情、製薬会社の思惑、個々の医師の能力不足により、必ずしも医学的に正しい診療が行われないこともある。

この本では、そのようなグレーゾーンは扱わず、わかりやすいニセ医学の例を取り上げた。また、間違いを指摘するにあたって、詳しい専門的知識を必要とするものも省き、あまり医学に関心のない方にも読んでいただきやすいようにしようと試みた。

もしかしたら、掲載した例があまりにも荒唐無稽なので、こんなものに騙される患者さんが本当にいるのだろうかと疑う方もいるかもしれない。ところが、病気は心を弱らせる。元気なときなら「こんなものはインチキだ」と冷静に判断できる方でも、病気で弱ったときには「もしかしたら効くかもしれない」と思ってしまうものだ。患者さんの不安に付け込むニセ医学の基本的な手口をあらかじめ知っておけば、いざ病気になったときも騙されにくくなるだろう。

本来なら、ニセ医学という言葉を使う必要がない、インチキ医学が存在しない世界が望ましい。ニセ医学に付け込まれるのは、患者さんに満足していただけないからだ。病気を完全に治すことは難しいとしても、苦痛を取り、患者さんの訴えに耳を傾け、丁寧に説明するなど、医療者ができることはいくらでもある。ニセ医学の危険性について注意喚起するのと同時に、医療の質を高める努力も続けたい。

現代医学に対して不信感を持っておられる方もいらっしゃるであろう。医師の横柄な態度に不愉快になった経験もおありかもしれない。しかし、ニセ医学を信じる前に、医療機関を代えるなり、セカンドオピニオンを求めるなりで、もう一度標準的な医療を試していただだたい。きっと、信頼できる主治医が見つかるだろうと思う。少なくともニセ医学に賭けるよりもずっとよい選択である。

本書は2014年が初版で、このたび新装版を出していただけることになった。初版は私がインターネット上で情報発信する際に使っているハンドルネームである〝NATROM〟という名前で出したが、ネットになじみのない読者の皆さんを困惑させることもあって、ペンネームを名取宏(なとり・ひろむ)に変更した。

初版以降、ニセ医学に警鐘を発するブログが増え、『日経メディカル』や『月刊保団連』といった医師向けのメディアでも記事が書かれるなど、ニセ医学という言葉も少しは知られるようになってきたと思う。医師だけではなくIT関係者の尽力もあって、不正確な医療情報が掲載された大手キュレーションサイトの問題点が指摘され非公開となったり、ネットの検索で信頼できないサイトの順位が下がったり、少しずつ状況は改善している。しかしながら、まだまだニセ医学の問題点は山積みであり、本書の有用性は変わっていない。

本書が、読者のみなさんご自身の、また大切なご家族やご友人の健康を守るための一助となれば幸いである。

新装版
科学的根拠《エビデンス》をもとに解説
「ニセ医学」に騙されないために

［もくじ］

第1章
現代医療編

医療以外のものを試したくなる気持ち

大きな病気にかかったとき、病院の治療だけで大丈夫なのか、何か他にできることはないのかと思う患者さんの気持ちはよくわかる。私の母もそうだったからだ。

私が中学生のとき、母が大病を患った。もちろん、普通に医療機関を受診し、普通に治療を受けたのだが、その他に母はいろいろな民間療法を試していた。キチン・キトサンがよいと聞きつけてカニの甲羅を集め、ビワの種に含まれるナントカがよいと聞いてやっぱり集めていた。

その中でも、母のお気に入りはクマザサエキスであった。卓上しょうゆさしのような容器に入っており、少量ずつ飲料水に入れて飲む。母は「パンダはがんにならない」というような理屈を言っていたが、パンダだってがんになることはあるだろうし、よしんばならないとしても人はパンダではないのでクマザサエキスが人に効く証拠にはならない。

しかし、クマザサエキスにはおそらく大きな害はないし、それほど高価なものでもなく、母が自分で飲む分には自由にすればよかった。ただ、問題はクマザサエキスを私にも飲めとしきりにすすめてきたことである。遺伝によって私も同じ病気になるのではないかと、母は心配していたのだ。迷惑な母の愛。

大人になった今だったら、効かないことを承知のうえで、親孝行のつもりでクマザサエキスくらいは飲んであげただろう。だが、当時は中学生である。そんな気はまわらない。しかも、普通の水に入れれば、まだましだっただろうに、いったいなぜだか麦茶に入れやがった。麦茶の茶色とクマザサエキスの濃い緑が混じり合って、なんともいえない色の液体になっていた。

当然、私は「飲みたくない」と抵抗した。あれを飲みたいと思う中学生はいないだろう。だが、母は「飲まないと小遣いをやらない」という強権を発動して、その液体を無理やり私に飲ませた。これまで生きてきて、あれよりまずそうな液体を飲んだことがない。実際に青臭くてまずかった。いわゆる青汁と同じ系統の味であった。

その後も何度か飲まされたが、そのうち母も飽きてやめた。あれから30年経ったが、今でも母は元気である。母がどう思っているのかはともかく、クマザサエキスが効いたのではなく、標準医療のおかげだと私は思っている。

「ニセ医学」に騙されないために

第1章

現代医療編

近年、さまざまな反医療論が、まことしやかに広められている。
しかし、ほとんどはまったく根拠のないデマなので注意が必要だ。

薬

日本人は薬漬け？

「日本人は薬漬け。日本の薬の使用量がケタ違いであるのは、儲け主義の医療ビジネスの陰謀である」という主張がある。でも、本当に「日本人は薬漬け」なのだろうか？

たとえば、ただの風邪なのに3種類も4種類も薬を処方されたという経験がある方もいらっしゃるかもしれない。風邪の症状を訴える患者さんを診察するときに医師が気をつけているのは、風邪に似た症状が出る他の重篤な病気を見落とさないことである。そうではなくて普通の風邪であれば、薬なんか飲まなくても自然に治る。いわゆる風邪薬（もっともらしく言うと「総合感冒薬」）は症状を一時的に緩和するだけであり、風邪を予防したり、早く治したりする効果はない。症状を緩和するだけの風邪薬なら、いちいち病院を受診せずとも薬局で買える。

細菌を殺す作用のある抗生物質は処方箋なしには買えないが、風邪の原因は抗生剤の効かないウイルス感染であることが大半であり、抗生物質は必要ない。そういう理由で、ほとんどの場合、私は風邪に対して抗生物質を処方しない。症状がつらいという患者さんには薬を処方するが、必要最小限にとどめている。「風邪をひきそうだから、早めに受診した」というような患者さんなら、まずは何も処方せずに経過を観察することをおすすめしている。

しかしながら、普通の風邪に対して、何種類もの薬を処方する医師も中にはいる。理由はさまざまだろうが、ひとつには、かつて日本の医療制度では薬価差益が大きかったことが挙げられるだろう。薬の値段（薬価）は決められており、販売価格を勝手に変えることはできないものの、卸や製薬会社と交渉して薬を安く購入することはでき、その差額分が医療機関の利益になっていた。これを薬価差益という。その頃は、診療行為に対する医療報酬（医師の技術料）が少なく、その分を補填する意味もあったようである。診療行為だけでは赤字になり、一方で薬を処方すればするほど儲かるのであれば、医師（特に開業医）には薬をたくさん処方するインセンティブが働く。これはよくないということになり、薬価差益が小さくなるよう制度が変えられた。薬価が下がって医薬分業が進んだ現在では、薬価差益はほとんどない。

それでも、薬を多めに処方する習慣が残っている医師もいる。特に高齢の開業医に、そういう傾向があるように思われる。あるいは薬好きの患者さんもいる。病院を受診したからには、薬を処方してもらわなければ満足しない。これは患者さんが悪いのではなく、かつて日本の医師たちが薬を多く処方してきたため、そういうものであると患者さんが思ってしまったのだろう。患者さんが薬を希望すれば、その希望に添って処方する医師もいる。

さて、それでは国際的にみて、日本では薬の使用量が多いだろうか？　他の国と比較して日本の医師たちは儲け主義で、ケタ違いに薬を使っているのだろうか？　国際的な薬の使用量については検証可能である。だいたい、この手の統計はOECD（経済協力開発機構）がまとめている。OECDのサイトで「drug consumption（薬　消費量）」で検索すればいい。インターネットを使えれば、誰でもこうした情報にアクセスできる。

次ページは、2009年（または近傍の年）の統計である（※1）。左が1人当たりの、右がGDP（国内総生産）に占める薬剤に対する支出を示す。1人当たりの薬剤費支出のトップは、アメリカ合衆国だ。2位以下は、カナダ、ギリシャ、アイルランド、ベルギー、ドイツ、フランス、イタリアで、日本は第9位である。国ごとに統計のとり方が若干違っているので、細かい順位にはそれほどの意味はない。ただ、少なくとも「日本の薬の使用量はケタ違い」ということはなさそうだとわかる。日本は高齢者の割合が高いことを考慮すると、先進国の中では平均的なレベルであると言っていい。

日本において無駄な薬の処方があるのは確かに事実だが、海外でも似たような状況はある。

薬剤費の国際比較

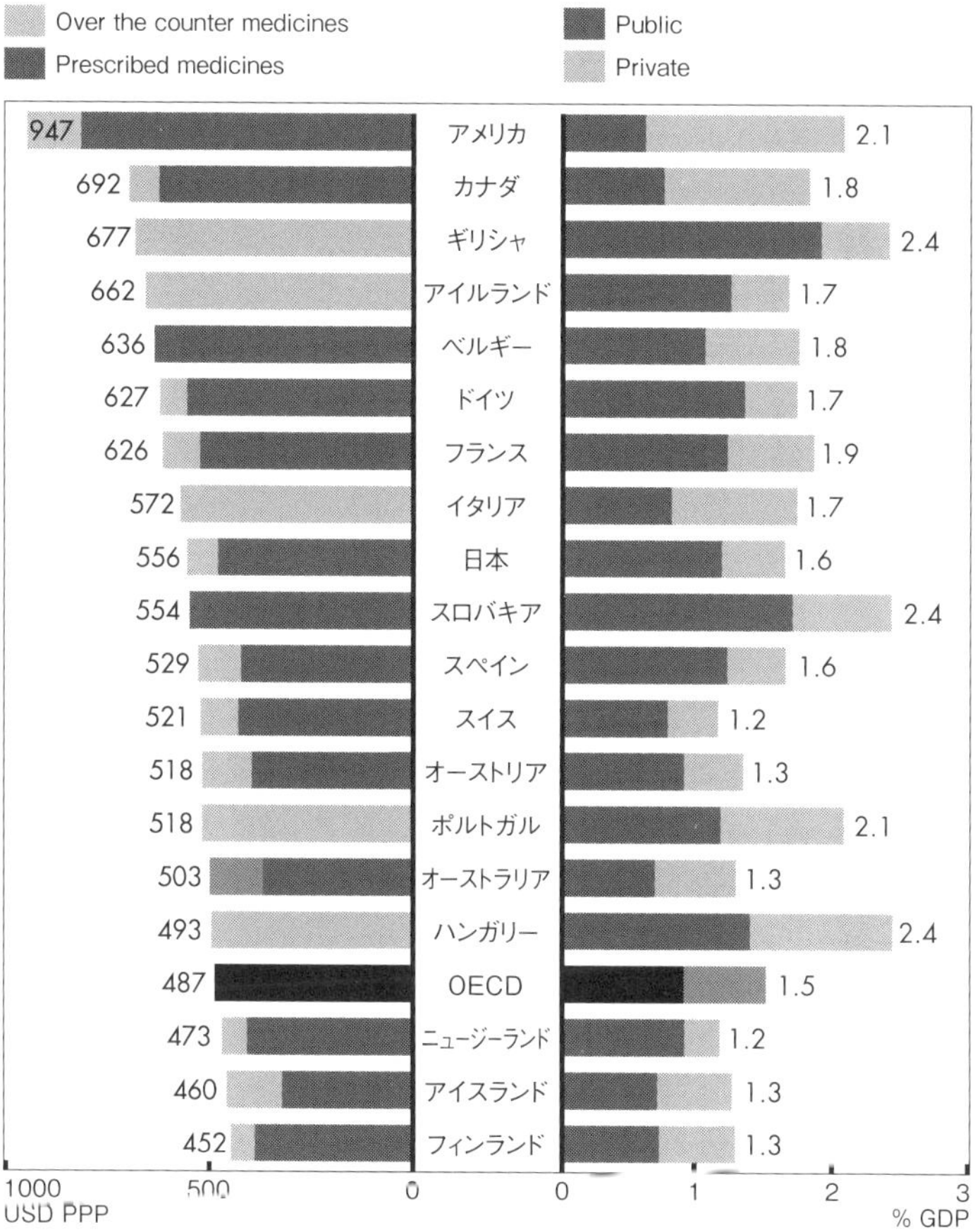

（※1）より抜粋のうえ作成（一部和訳）

たとえば、ＣＤＣ（アメリカ疾病予防管理センター）では、２００８年から抗生剤の適正使用を推進するキャンペーンを行っている。抗生剤の不適切な使用があるからだ。

「儲け主義の医療ビジネス」というのは、本当だろうか。確かに製薬会社や医療機関も、利益を得ないと組織を維持できない。社員や従業員の給料を支払わなければならないし、設備投資も必要だ。よって、医療にはビジネスの一面も確かにある。しかし、日本の国民皆保険制度下では、患者さんを薬漬けにして不当に利益をあげるのは困難だ。なぜか。医療費の支払いには、保険者のチェックが入るからである。

患者さん（被保険者）は、医療機関を受診したときに、医療費の全額ではなく0～3割を支払う。残りの7～10割の医療費は、保険者である組合や政府が支払うわけだ。医療費が高いと、患者さんの自己負担のみならず保険者の負担も重くなる。よって保険者としては、医療費は少ないほうが望ましい。保険者は、医療機関から送られてくるレセプト（医療費請求の明細書）を審査し、不当な医療が行われたと判断すれば医療費を支払わない。医師が不要な医療を施して不当に利益を得ようとしても、保険者からの医療費（7～10割）が入らなければ利益にならないのだ。

国民皆保険制度下では、医療機関が医療の値段を自由に決めることはできない。日本における保険診療医療の値段は、厚生労働省の諮問機関である中央社会保険医療協議会によって決められるが、医療費を抑制したい財務省と、医療費を増額したい日本医師会との間で政治的な駆け引きが行われるのが通例である。この仕組みには、医療費の高騰を抑制する効果がある。薬価差益が減らされたのも、医療費を削減しようとする政策の一環である。一方で、日本よりも自由競争が働く制度を持つアメリカ合衆国では、医療費も薬剤費も世界一高い。

薬剤費の国際比較や日本の医療制度を知っていれば、「日本人は薬漬け。日本の薬の使用量がケタ違いであるのは、儲け主義の医療ビジネスの陰謀である」などという主張がデマであることはわかる。こうしたデマは、誰が主張しているのだろうか？

私が見るところでは、「日本人は薬漬け」というデマは『標準医療否定』と結びついている。標準医療を否定する最も大きな動機は、患者さんの不安を喚起することがビジネスにつながるからだろう。普通の病院で行われている標準医療が「患者を食いものにする儲け主義のビジネス」だと思い込まされた人は、何を頼るだろうか。標準医療の代わりに、代替医療、健康食品や器具、でなければ『真実』を教えてくれる本や講演会に頼るだろう。もちろん、すべてが有料で、医療費よりも高くつくこともある。結局のところ、標準医療否定こそビジネスなのだ。

※1　Health at a Glance 2011　http://www.oecd.org/health/health-systems/49105858.pdf

薬

万能薬は存在する?

「本当はあらゆる病気に効く万能薬が発見されているのに、各国政府と製薬会社が裏で手を結び、隠しているせいで世に出てこないのだ」という陰謀論がある。なんとスケールが大きい話だろうか。

そもそも万能薬が本当に存在するのであれば、各国政府が放っておくはずがない。よほど高価なものでない限り、効果のある薬や治療法を積極的に採用したほうが各国政府にとっても得である。

先にも述べたように、日本では国民皆保険制度が採用されている。国民の医療費の自己負担割合は、最大で3割。保険診療で受診したとき、患者さんが窓口で支払うのは、かかった医療費の3割以下で、残りの7割以上は組合・政府などの保険者が支払っている。また、医療費が一定の上限を超えると、高額療養費制度があるため、さらに自己負担割合が減る。つまり、医療費が増えるということは、組合・政府などの保険者の負担が増えるということである。古くは『医療費亡国論』で知られている通り、高騰する医療費は政府の財政に悪影響を及ぼす。政府は、医療費を削減することにやっきである。もしもあらゆる病気に効果のある万能薬が本当に存在するなら、それを導入することで医療費を節約できる。どれだけ政府が助かることか。

ところが、代替医療の中には「ほとんどの病気を治す」と称する万能療法がある。

「エイズ、肝炎（A・B・C型）、マラリア、ヘルペス、結核、ほとんどのがんを含む多種の病気を簡単に征圧できるようになりました」

「がん・糖尿・アトピーをはじめ、ほとんどの病気を治す！」

「がん、エイズ、心臓病をはじめとする数々の難病を99％以上の確率で癒してしまう」

このように万能を謳った時点で、その治療法をインチキと決めつけてよい。ある治療法が特定の病気に効果があるかどうかを知るには、実際にその治療を行って効果があるかどうかを、臨床試験によって確かめる必要がある。しかし、万能療法についての臨床試験はなされておらず、よって効果があることは確認されていない。

たとえば「○○療法はがんを治します」という主張を考えてみよう。ひとくちにがんといっても、肺がん、肝臓がん、膵臓がん、胃がん、大腸がん、乳がんなど、さまざまな種類がある。

また、肺がんの中には腺がん、扁平上皮がん、大細胞がん、小細胞がんがあるように各種それぞれに組織分類があり、さらに進行度別にも分類される。それらのすべてに○○療法が効くことを、どうやって確認したというのか。それぞれ個別に臨床試験を行ったとでもいうのだろうか。ましてや、がんに限らず、あらゆる病気に効くことを確認するのは物理的にも不可能だ。

つまり、「○○療法は、がん・糖尿・アトピーをはじめ、ほとんどの病気を治します」というインチキ医療者の発言が本当に意味するところは、「まともな臨床試験なんてしていませんし、そもそも臨床試験がなぜ必要かも理解していませんが、○○療法はがん・糖尿・アトピーをはじめほとんどの病気を治すと私は根拠なく思い込んでいます」ということである。

そんなに治るのであれば、医学論文を書いて発表してみてはどうか。論文が多くの医学者の目に触れ、検証され、効果が認められれば、世界中の患者さんが救われるというのに。

一方で標準医療についてはどうだろう。代替医療の支持者はよく「標準医療は同じ病名の人には同じ治療を行うが、代替医療では同じ病名でも患者さん一人ひとりに合った治療を行う」などと主張するが、これは誤解である。標準医療でも個別的な治療を行っている。たとえば、肺がんでも、病期、組織型、遺伝子変異の有無などによって推奨される治療法は異なる。それぞれの治療法は、臨床試験によって効果が確認され、論文として発表されている。

しかし、あらゆる病気を治す治療法についての論文は存在しない。論文を書かないインチキ医療者の言いわけは、だいたい決まっている。「ほとんどの病気を治す○○療法が広まると、製薬会社などの巨大な利権を脅かす。ゆえに、○○療法の論文は医学雑誌に載らないのだ」。典型的な陰謀論である。

現代医学は専門化・細分化されており、論文が掲載される医学雑誌も数多くある。世界中にある多くの医学雑誌のすべてに製薬会社が裏で手を回し、万能療法や万能薬の論文を掲載しないよう圧力をかけているとでもいうのだろうか。

論文を書くということは、専門家の目に触れることである。インチキ医療者は、素人を騙すことはできても、専門家による検証には耐えられない。だから論文は書かないけれども、一般書は書く。論文は専門家によるチェックが入るために質の低いものは掲載を断られるのに対し、一般書であればチェックが入らないからだ。世界中のすべての医学雑誌に影響力を与えることのできる製薬会社が、なぜか一般書の出版社にはまったくの無力なのが不思議である。

インチキ医療者が万能を謳う理由のひとつは、独自の医学理論である。たとえば、「ほとんどの病気の原因は微量元素欠乏である」という根拠のない独自理論から、「ほとんどの病気は、微量元素を補充すれば治る」という間違った独自結論が出てくる。そもそも病気の原因は多種多様であり、ほとんどの病気に単一原因があるなどという考え方はあまりにも単純すぎる。

インチキ医療者が万能を謳う別の理由は、顧客をできるだけ多くしたいからであろう。微量元素欠乏が万病の原因だと主張するインチキ医療者は、微量元素を手軽に補充できる商品や療法を売っている。対象疾患を絞って「〇〇療法は、stage IV の非小細胞肺がんの生存期間中央値を3か月延ばします」と主張するインチキ医療者がほとんどいないのは、潜在的な顧客が少なく、商品の売り上げを見込めないからだ。「がんにも効く、糖尿病にも効く、アトピー性皮膚炎にも、あれにも、これにも効く」などと吹聴すれば、顧客の数は増えるだろう。

こうした万能療法や万能薬に騙される人が愚かなわけではない。現代医学では治すことの難しい病気と闘う患者さんやご家族が、「これで治ります。大丈夫です。安心してください」と断言された商品を、「もしかしたら治るかもしれない」と一縷の望みをかけて購入することを誰が責められようか。悪いのは、藁にもすがる思いの患者さんに付け込むインチキ医療者である。

医師は、患者さんに正確な説明をする義務を負っている。ひと昔前なら患者さんを安心させるために「大丈夫、治ります」といううそをついても許されていたが、現在は「うそも方便」の時代ではない。患者さんを安心させるためのうそであっても、下手をすると説明義務違反で訴えられる。副作用がある場合は「副作用がある」、治らない場合は「治らない」と医師は正確に説明しなければならない。

むろん、医師が厳しい内容の説明を行うときには、患者さんの心境に十分な配慮が必要である。だが、どれだけ心を尽くして配慮したところで、インチキ医療者の「治ります。副作用は一切ありません」という無責任な説明に及ばないことがあるのだ。

病気の種類や原因が多種多様であることや、治療が効くことを証明するには臨床試験が必要であることを考えると、「ほとんどの病気を治す」と称する万能療法や万能薬はすべてインチキであるとみなしてよい。論文として発表しないのは、専門家の検証に耐えられないお粗末な内容だからであり、医学的知識のない人のみを顧客対象としているからである。

健康なときには、こんなインチキに騙されない人であっても、自分や自分の大切な家族が大病にかかり不安に陥った場合には「もしかしたら効くかもしれない」という気持ちになって、騙されてしまうかもしれない。

だから、当たり前のようでも、万能療法や万能薬は存在しないということ、その理由をきちんと理解しておくことは有益だろう。

薬

ステロイドは悪魔の薬?

私が研修医だったときの話である。自己免疫疾患を患う60歳代の女性・山田さん(仮名)が入院された。自己免疫疾患とは、本来であれば外部から侵入した病原体を攻撃すべき免疫系が誤って自分の臓器を攻撃し、炎症を起こしてしまう病気である。

山田さんの主な症状は、発熱、筋肉痛、関節痛だった。外来の主治医は炎症を抑える薬・ステロイドを使ったほうがよい病態だと判断したが、山田さんは副作用を心配してステロイドの使用に消極的であった。そのため、やむを得ずステロイドを投与する以外の治療を行った。治療方針は、研修医の私ではなく指導医が考える。一方、採血は研修医の仕事だ。研修医同士で練習はしていたものの、何度も採血されて細く固くなった山田さんの血管から採血するのは難しかった。私はしばしば失敗したが、山田さんは「仕方がないね」と笑って許してくれた。

私の採血の腕前は向上したが、山田さんの病状は次第に悪化。関節痛および筋肉痛のためにベッドから起きあがることも困難になって、ようやくステロイドの使用に同意していただくことができ、投与を開始した。効果は劇的だった。みるみるうちに熱は下がり、関節痛および筋肉痛も改善し、山田さんは目に見えて元気になった。

その後、ほどなくして、ステロイドの副作用によって持病の糖尿病が悪化し、インスリンを使用せざるを得なくなった。体重が増加し、満月様顔貌《まんげつようがんぼう》といって顔がふくらんで丸くなった。退院後は、外来でステロイドの投与量を調節したが、数年後に大腿骨頭壊死《だいたいこっとうえし》を起こした。

ステロイドは、生殖腺（卵巣・精巣）や副腎皮質という臓器で作られるホルモンだが、人工的に合成されて薬として使われる。ステロイドにはさまざまな種類があり、その作用も多様である。スポーツ選手に対して筋肉を増強する作用を期待して使われるとドーピングであるが、病院では抗炎症作用を期待して使うことが多い。山田さんに対しても、自己免疫による過剰な炎症を抑制するために使用した。

確かにステロイドは、副作用が多いために悪評高い。山田さんには、糖尿病の悪化、体重増加、満月様顔貌、大腿骨頭壊死（特発性ステロイド性骨壊死症）が生じた。他にも易感染性、胃潰瘍、精神症状、高血圧、白内障などが現れることもある。

しかし、ステロイドが悪者にされる最も大きな理由は、アトピー性皮膚炎に対する外用ステロイドの副作用が広く知られたことにあるだろう。アトピー性皮膚炎の病因のひとつは皮膚の慢性的な炎症であり、炎症を抑えるステロイド外用薬（塗り薬）が有効だ。ただ、外用ステロイドを使うと、糖尿病などの全身性の副作用は稀であるが、皮膚が委縮して薄くなるなどの局所的な副作用が生じうる。

かつて、アトピー性皮膚炎に対する外用ステロイドの副作用が、テレビのニュース番組をはじめとしたマスコミで大々的に扱われたことがあった。医師の説明不足や安易な処方によって生じた外用ステロイドの副作用があったのは確かであり、不適切なステロイド使用に対する批判は正当である。

ところが、アトピー性皮膚炎をターゲットにした民間療法をビジネスにする者たちによって、ステロイドの副作用は過度に強調されすぎた。外用薬では稀である全身性の副作用が容易に生じるかのようなデマもばらまかれた。ステロイドに対する不安を煽れば、民間療法を選ぶ患者さんが増えるからだろう。外用ステロイドに限らず、ステロイド剤全般を「悪魔の薬」呼ばわりする代替医療の推進者もいる。彼らが言うには、自然治癒力を高めれば（たいていの場合、自然治癒力を高めると称するなんらかの商品をすすめられる）、副作用の多いステロイドなんかを使わなくても病気が治るという。本当に副作用なく病気が治るなら、患者さんにとって大きな福音であるが、彼らが証拠を提示することはない。

「医者は金儲けのために不必要なステロイドを使う」といった主張もある。抗がん剤なら高価であるため、そういう陰謀論はまだ理解できなくもないが、標準的なステロイド内服剤は1錠10円以下である。代替医療のほうが高い。

ステロイドがなかった頃、自己免疫疾患は自然治癒していたのだろうか。自己免疫疾患の一種にSLE（全身性エリテマトーデス）という病気がある。腎臓・関節・皮膚・神経などに広く臓器障害が起こる疾患だ。かつてSLEは致死的な疾患だった。SLEの5年生存率は50％以下で、もちろん自然治癒などしなかった。しかし、現在では5年生存率は95％以上に改善した（※1）。治療の中心は、ステロイドの投与である。ステロイドは副作用が多いものの、多くの自己免疫疾患の患者さんの命を救ってきたことも事実だ。山田さんも、ステロイドを使わなければ亡くなっていただろう。

SLE以外にも、ステロイドによって予後が改善した病気はたくさんある。気管支喘息は、主にアレルギーによる気管支の炎症によって気道が狭くなり、呼吸苦や喘鳴を引き起こし、ときには死亡することもある病気である。気管支の炎症が病因であるから、ステロイドが効く。気管支喘息に対する標準治療の基本は、吸入ステロイドだ（必要に応じて、気管支拡張剤や抗アレルギー剤などの他の薬も併用する)。「吸入」というのは、薬剤をエアゾールや粉末の形にして吸い込むことで、主病変である気管支に直接投与する方法である。局所に投与するので、全身投与と比較すると少量でも効く。重症の場合はステロイドの全身投与を行うが、吸入ステロイドで症状がコントロールできていれば局所投与で済むために全身性の副作用はほとんどない。

「ステロイドが使われるようになった1990年以降、喘息は死に至る可能性の高い危険な病気になってしまった」などと主張する代替医療の推進者もいるが、これは事実誤認だ。90年以降、喘息死は増えるどころか減少している。喘息治療のガイドラインで、吸入ステロイドを中心とした治療が推奨されたためだ(※2)。

日本の喘息死亡数および死亡率の経年変動

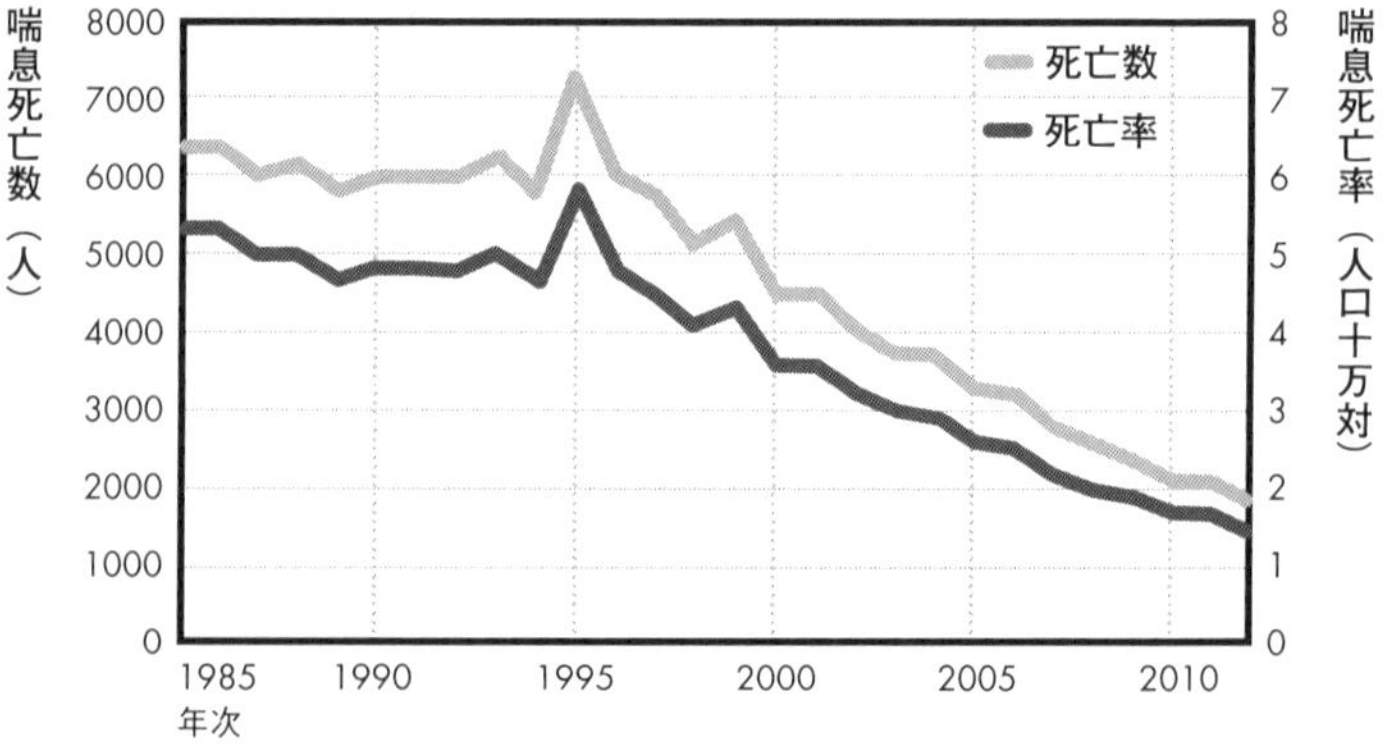

総務省統計局の資料から作成

厚生労働省は『喘息死ゼロ作戦』を推進している。喘息死『半減』作戦ではなく、喘息死『ゼロ』作戦である。気管支喘息は、適切に管理をしさえすれば喘息死を予防できるとされている。「ステロイドが喘息死を増やす」という根拠のない主張は、下手をすると人を殺す。

「〝ママ、苦しい、苦しい。死にそう〟と喘息の子どもが訴えるものの、救急車を呼ぶとステロイドを使うことになるわけで、それだけは絶対に避けたかった」と書かれた代替医療ユーザーのブログがあった。幸いなことに、その子どもの喘息は治まったようだが、運がよかっただけである。

ベッドから起き上がれなくなるほど悪化するまで、ステロイド治療を拒否する患者さんがいるのはなぜか。わが子が苦しんでいるのに、ステロイドを使われることになるからと救急車を呼ぶのをためらう母親がいるのはなぜか。ステロイドの副作用のみを過剰に言いたて、あるいはステロイドの害をでっち上げるような言説が、原因のひとつだと私は考える。

※1　Borchers AT et al., Surviving the butterfly and the wolf: mortality trends in systemic lupus erythematosus., Autoimmun Rev. 2004 Aug;3(6):423-53.
※2　Suissa S and Ernst P, Use of anti-inflammatory therapy and asthma mortality in Japan., Eur Respir J. 2003 Jan;21(1):101-4.

＜参考＞
・竹原和彦『アトピービジネス』文春新書

がん

がんは治療するな？

日本人の死因の第1位は悪性新生物、つまり「がん」だ。日本人の2人に1人はがんにかかり、3人に1人はがんで亡くなるといわれている。それだけに、がんに関する情報は書籍にもインターネットにもあふれているが、その内容は玉石混交。

代表的な誤解に「がんは治療しないほうがいい」という言説がある。まずは、この説について詳しく考えてみよう。

誤解：がん死の80％は三大療法（手術、抗がん剤、放射線治療）によるものである。

事実：治療関連死は数％〜1％以下である。

「がん患者は、がんという病気で死ぬのではなく、医療行為によって殺されるのだ」という誤解（あるいはデマ）がある。

出典は明らかではないが、「岡山大学付属病院のインターンがカルテを精査した結果、がん治療の副作用による死亡が80％であることを発見し、論文にしようとしたら、学長に握りつぶされた」というのが典型的なパターンである。

みなさんは、インターン制度をご存じだろうか。かつて医学部の卒業生には、医師国家試験を受ける前に病院において無給で1年間の教育・研修を受けることが義務づけられていた。これをインターン制度といったが、１９６８年に廃止された。岡山大学付属病院のインターンの話が仮に事実であったとしても40年以上も前の話であり、現代のがん医療についての参考にはならない。今のがん医療を批判する目的で、この話を持ち出す人たちは、日本の医療制度に詳しくないとみえる。

興味深いことに、インターンではなく大学院生が、副作用死が80％であることを発見したというバージョンもある。インターンでは信憑性に乏しいことに気づいた人が、改変したのであろう。しかし、具体的な大学院生の名前や80％が何人中何人であるか、がんの種類や病期、治療法が具体的にどういうものなのか、明らかになっているものはなかった。

一方で、80％はオーバーとしても、がん治療による副作用死（治療関連死）が一定数あるのは事実である。報告にもよるが、だいたい数％～1％以下とされている。一例を挙げると、日本の国立がん研究センターが、世界中の研究者が参照できるように英語で発表した論文によれば、1992年7月~1997年12月の間に国立がん研究センター東病院にて化学療法（抗がん剤治療）を受けた784人の進行肺がん患者のうち、18人（2.3%）が最初の化学療法の毒性によって亡くなった（※1）。また、日本臨床腫瘍研究グループの臨床試験では、1176人の肺がん患者のうち、29人（2.5%）が化学療法の毒性によって死亡した。

これは10年以上も前の成績であり、近年では肺がんに対する化学療法の治療関連死は1~2%程度になっている。それでも1~2%というのは、無視できない数字ではある。抗がん剤治療には、効果を上げようとして投与量を増やせば副作用が強くなり、副作用を減らそうと投与量を減らせば効果が落ちるというジレンマがある。それなりの効果を期待するのであれば、治療関連死を含めたリスクをとらなければならない。もちろん、「1%でも死ぬ可能性のあるような治療は受けたくない」という患者さんもいるだろう。その場合、当然のことだが、患者さんは治療を受けないという選択をする権利を持っている。

だが、権利は適切な情報提供を受けたうえで行使されるべきだ。「がん死の80%は三大療法（手術、抗がん剤、放射線治療）による死亡である」といった明らかに間違った情報を発信したり、広めたりすることは、患者さんの自己選択権の侵害にしかならない。

誤解：日本におけるがん治療は、外科手術・放射線療法・化学療法（抗がん剤治療）の三大療法に偏重しており、世界標準からかけ離れている。

事実：がんの標準治療は、ほとんどの国で同じである。

「日本ではがんになったら例外なく三大療法がなされるが、海外では何も治療しないという選択肢が一般的である」という誤解もよく見かける。具体的には、こんな主張がある。

前立腺癌を放置してもどうもならないことが、海外ではわかっている。スウェーデンからの報告では、早期前立腺がんの患者223人をまったく治療せずに10年間経過をみたところ124人が死亡したが、前立腺がんによる死亡はわずか19人であった。スウェーデンでの前立腺がん治療は何もしないで様子を見るだけである。一方で日本では、100％抗がん剤漬け、放射線漬け、手術漬けにされる

『るいネット』より要約（※2）

前立腺がんは、比較的進行がゆるやかで、無治療で経過観察するという選択肢があるのは事実だ。それは海外に限らず、日本でも同様である。「日本では100％三大療法をされる」と書いた人は、日本語で読める『前立腺癌診療ガイドライン』（※3）の存在を知らなかったのだろう。

前立腺癌治療のアルゴリズム

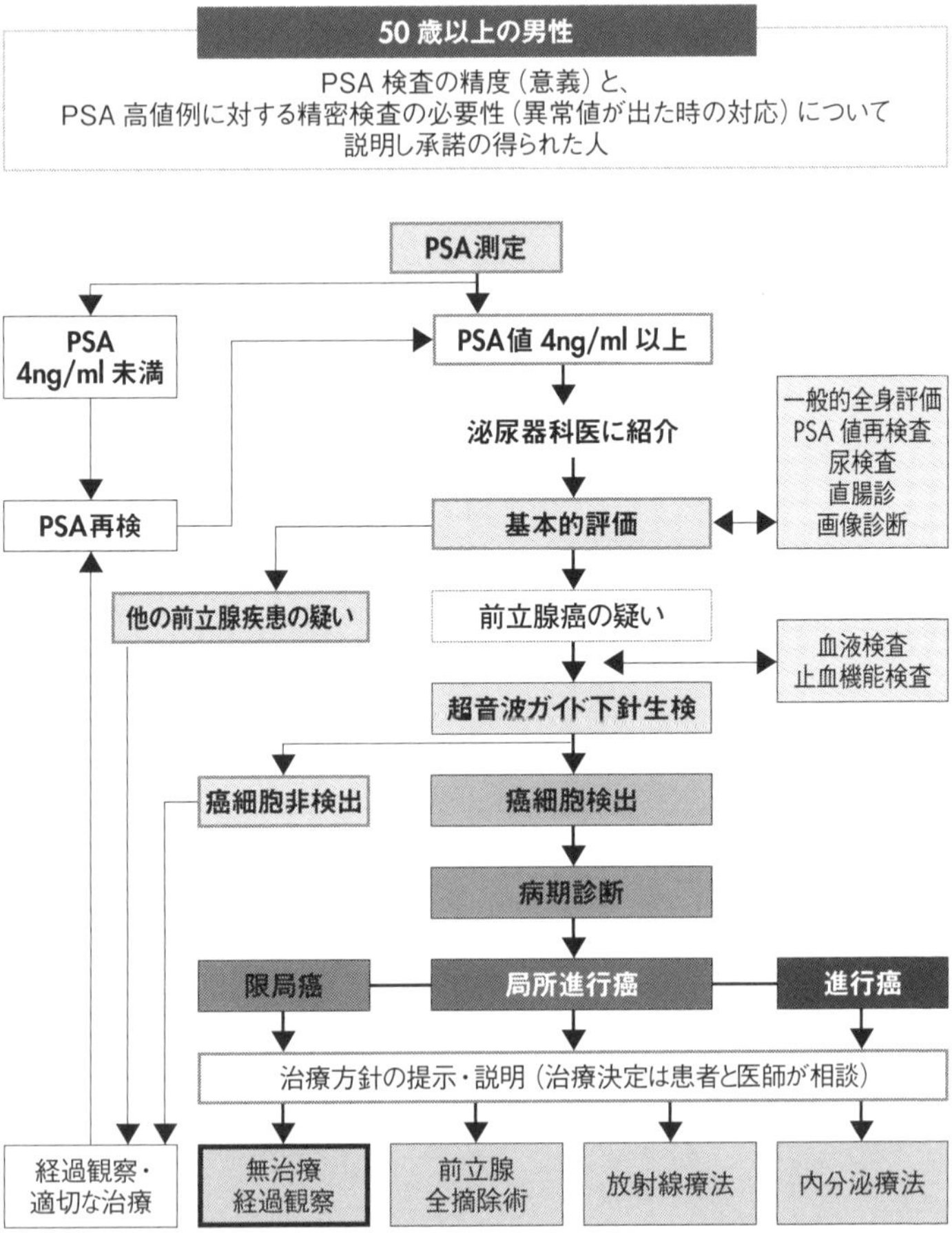

（※3）より引用し、作成者によって無治療経過観察を太枠で強調した。

「早期前立腺がんの患者223人をまったく治療せず10年間経過をみた」というスウェーデンの論文も探し出して読んでみたところ、前立腺がんを放置してもどうもならないなどとは書いていなかった（※4）。この論文によれば、10年間の無増悪生存率は53．1％。つまり早期前立腺がんを放置すれば、10年間で半数近くが増悪する。また「何もしないで様子を見るだけ」なわけではなかった。この論文においては「症状が生じた場合はホルモン療法（睾丸摘出術またはエストロゲン投与）を行った」とある。

そもそも、この論文は早期の前立腺がんの話であり、症状があったり進行していたりする場合は、スウェーデンでも手術や放射線療法を行う。ヨーロッパ泌尿器科学会の前立腺がんガイドラインでは、「治療延期（注意深い待機）」の他に、根治的前立腺摘出術、根治的放射線療法、ホルモン療法（内分泌療法）が治療の選択肢として挙げられている（※5）。日本におけるガイドラインと大差ない。

治療のガイドラインは、世界中で公開されて検証された医学論文（大半は英語で書かれている）を参照して作られていて、各国で参照される論文は概ね同じものだから、どの国でも同じようなものになって当然である。

前立腺以外のがんでは、どうだろうか。「肺がんはカナダにおいては22％が無治療である」という主張が、船瀬俊介氏の著作『抗ガン剤で殺される』（花伝社）という本にある。この本では、抗がん剤治療のみならず、がんの三大療法すべてが否定されている。日本と海外では肺がんに対する治療が異なると主張されているが、本当だろうか。

われわれ患者のがわ（原文ママ）からすれば「ガン治療法が、国によって異なる」こと自体が驚きだ。カナダの肺ガン専門医に「あなたがガン患者だったら、どんな治療法を望むか?」という興味深いアンケートがある。

肺ガンは3A期と呼ばれるレベル。軽い疲労感以外に症状はない。手術は可能。さて、……自分がこの患者だったら……」の問いになんと、「無治療」を選んだ医者が22％もいた。「手術」を希望した医者は、わずか6％しかいなかった。抗ガン剤の「化学療法」は、それ以下の、たった5％。カナダでは医者自身が望む治療を、患者に施すのが一般的という（当たり前だろう。しかし、日本ではそうではない）。

この肺ガン治療……日本では仰天するほど異なる。医師向け教科書『肺ガン診断マニュアル』（医学書院）では、100％手術が勧められている。さらに抗ガン剤も「……手術例でも、非手術例でも、これらの治療成績の向上には、化学療法が最も重要な、役割を果たすものと考えられている」（同マニュアル）。

つまり、カナダでは「手術」は6％、「抗ガン剤」は5％しか、行われないのに、日本では、ほぼ100％、まちがいなくあなたは「斬られ」、毒を「盛られ」るのだ。

『抗ガン剤で殺される』78ページより

カナダの肺ガン専門医のアンケートは興味深い。なぜなら手術可能な場合、外科的切除を行うのが、肺がん治療の世界標準であるからだ。たとえば、アメリカがん協会のサイトの『非小細胞肺がんに対する外科治療』の項目には「もし手術が可能であるなら、手術は非小細胞肺がんが治る最もよいチャンスを提供する」と記載されている（※6）。

また、ステージⅢA期（3A期）の肺がんには、化学療法を併用するのが世界標準である。キャンサーケアオンタリオおよびアメリカ臨床腫瘍学会による『非小細胞肺がんの術後療法ガイドライン』によると、ステージⅡA、ⅡB、ⅢAの肺がん患者に対して、シスプラチンベースの化学療法（抗がん剤）が推奨されている（※7）。ちなみにキャンサーケアオンタリオは、カナダのオンタリオ州の政府機関である。

手術可能な肺がんに対して、手術を希望したカナダの肺がん専門医がわずか6％というのは信じ難く、船瀬氏による捏造でないとしたら、何か隠された別の条件が存在すると思われる。

だが、このアンケートについての出典が挙げられていないので検証ができない。読者が出典にあたると、何か困ることでもあるのだろう。そもそも「無治療が22％、手術が6％、化学療法が5％」というアンケートが事実だとしたら、カナダにおいては肺がんの治療方針は各医師によってバラバラということになりはしないか。「ガン治療法が国によって異なること自体が驚きだ」と船瀬氏は書いているが、カナダでは「ガン治療法が医師によって異なる」ことになってしまうことだって驚きではないのだろうか？

日本の教科書『肺ガン診断マニュアル』で、世界標準の治療である手術や抗がん剤がすすめられているのは当然である。前立腺がんのガイドラインと同様に、肺がんの教科書は、公表されて第三者によって検討された世界中の肺がんに関する論文（大半は英語で書かれている）を参照して書かれている。よって「日本では仰天するほど異なる」どころか、アメリカ合衆国や他の国のガイドラインと大きく変わらない内容になる。

強いて日本のがん治療が海外と異なる点を挙げるとしたら「ドラッグ・ラグ」であろう。ドラッグ・ラグとは、海外で承認された新薬が日本で使えるようになるまでの時間差のことである。がん患者の団体がドラッグ・ラグの解消に向けてさまざまな運動を行っていることは、ときに新聞などで報道されている。別に英語が読めなくても、新聞を読む習慣さえあれば、「日本におけるがん治療は、外科手術、放射線療法、抗がん剤治療の三大療法に偏重している」というデマに騙されなくて済む。

現在では患者団体の運動が成果を上げていて、十分だとは言い難いが、ドラッグ・ラグは解消されつつある。こうした患者さんはよく勉強されている。もちろん、海外の文献だって読んでいる。日本語の一般書だけで安易に抗がん剤を否定する本を書いてしまう自称評論家とはえらい違いである。患者さんは自分の命がかかっているから当然ではあるのだが。

※1　Ohe Y, Treatment-related death from chemotherapy and thoracic radiotherapy for advanced cancer., Panminerva Med. 2002 Sep;44(3):205-12.

※2　るいネット　http://www.rui.jp/ruinet.html?i=200&c=400&m=267671

※3　Minds医療情報サービス　http://minds.jcqhc.or.jp/n/med/4/med0032/G0000094/0009

※4　Johansson JE et al., High 10-year survival rate in patients with early, untreated prostatic cancer., JAMA. 1992 Apr 22-29;267(16):2191-6.

※5　Guidelines on Prostate Cance　http://www.uroweb.org/gls/pdf/Prostate%20Cancer%202010.pdf

※6　Surgery for non-small cell lung cancer　http://www.cancer.org/cancer/lungcancer-non-smallcell/detailedguide/non-small-cell-lung-cancer-treating-surgery

※7　Cancer Care Ontario and American Society of Clinical Oncology Adjuvant Chemotherapy and Adjuvant Radiation Therapy for Stages I-IIIA Resectable Non–Small-Cell Lung Cancer Guideline　http://jco.ascopubs.org/content/25/34/5506.long

がん

抗がん剤は毒にしかならない？

三大療法の中でも、とりわけ抗がん剤に関する誤解やデマは多い。「がん自体ではなく、抗がん剤によって殺されるのだ」「手術や放射線はいいが、抗がん剤治療はすべきでない」などと主張する人もいて、その理由としてさまざまなことを言っている。

そんな中から、代表的なものを挙げてみよう。

誤解：日本の医者は「医薬品添付文書」すら読まない。

事実：仮に「医薬品添付文書」を読まない医師がいたとしても例外である。普通の医師は「医薬品添付文書」のみならず、医学論文も読んでいる。

前述した『抗ガン剤で殺される』という本を書いた船瀬氏によれば、ほとんどの医師が医薬品の添付文書を読んでいないのだそうだ。

●医者は「添付文書」すら読まない

つぎに、ドクターに、その「有効率」を質問してみるとよい。

はたして、スラスラ答えられる医師が、どれだけいることか……。恐らく、ほとんど全ての医師が絶句し、青ざめ、困惑、動揺して立ち尽くすであろう。

何しろ、抗ガン剤に限らず、大半の医者たちが、「添付文書」すら読んでいないのだ。「あんなもの面倒臭くて、読んでいられないよ」これが、ほとんどの医者のホンネだ。あなたは信じられるか？　肌に粟を吹く現実ではないか。言うまでもなく「添付文書」には、製薬メーカーが所有する情報、つまり「効能」から「重大副作用」「回避方法」などが、克明に記載されている。

『抗ガン剤で殺される』252ページより

いやいや、添付文書くらいは読んでいますって。そもそも船瀬氏は、いったいどのような方法で、大半の医者たちが添付文書すら読んでいないと知ったのだろうか。もしかしたら、添付文書すら読まない医師もいるのかもしれないが、それはごく稀な例外であると断言できる。

船瀬氏は、医師が添付文書に記載された注意に従わず、患者を悪化させたり死なせたりした場合、裁判で過失認定されるとも書いている。「そのような大事な文書を読んでいない医師たちはけしからん」と言いたいらしい。しかし、船瀬氏は書いていて気づかなかったのだろうか？

そんなに添付文書が大事だったとして、患者さんよりも自分の利益を優先させる利己的な医師であっても、裁判で負けないために添付文書くらいは読むであろうということに。

自己防衛以外にも、医師には添付文書を読まなければならない理由がある。国民皆保険制度の日本においては、ほとんどの医師が保険診療を行っている。保険診療では、患者さんが医療費の一部を自己負担し、残りの医療費は保険者から支払われる。しかし、添付文書に沿わない方法で医薬品を使用すれば、保険者から不正請求とみなされて医療費が支払われないことがあるからだ。医療制度についての基本的な知識があれば、「医者は添付文書すら読まない」という主張がどのくらい信頼できないかがわかるだろう。

意図的にうそをついたわけではないとして、なぜ船瀬氏は「大半の医者たちが、添付文書すら読んでいない」と誤解したのだろう。その理由は、だいたい想像がつく。添付文書には、副作用情報として、たとえば骨髄抑制、感染症、出血傾向、二次性悪性腫瘍など、いろいろと怖いことが書いてある。医学についてよく知らない人が読んだら、確かに不安に思うだろう。「医師が添付文書を読んでいれば、患者に抗がん剤のような毒を投与するはずがない。よって医師は添付文書を読んでいない」と考えるかもしれない。だが、薬のメリットがデメリットを上回ると判断し、患者さんの同意が得られれば医師は薬を使う。平均して生存期間の延長を期待できるのであれば、稀に治療関連死が起きるとしても抗がん剤を使うだろう。

なお、抗がん剤のメリット・デメリットを知るには、添付文書だけでは不十分だ。まともな医師は、医学論文から情報を得ている。仮に添付文書を「あんなもの」呼ばわりする医師がいたとするなら、論文と比較して有用性に劣るからという理由も考えられる。個々の抗がん剤の是非を論じるには医学論文を読む必要があるが、船瀬氏の書いた『抗ガン剤で殺される』の参考文献には、英語はおろか日本語の医学論文すらひとつも挙げられていない。添付文書だけでなく、しかるべき医学論文も読めば、このような誤解に陥らずに済んだであろうに。

誤解：抗がん剤は毒にしかならない。だから抗がん剤治療を受けるべきではない。

事実：がんの種類によっては、抗がん剤は生存期間を延ばしたり、がんを治したりできる。

確かに、一般的に抗がん剤には嘔気、骨髄抑制、免疫力低下などの強い副作用がある。しかし、先にも述べたように、医師はそうした副作用が起こりうることを承知のうえで、薬のメリットがデメリットを上回れば薬を使うのだ。薬に限らず、すべての医療行為には、メリットとデメリットがある。このことを理解していないと、『ニセ医学』に容易に騙されてしまう。

抗がん剤のメリットについて、2例ほど紹介してみよう。大腸がんは早期に発見すれば治りうる病気であるが、発見が遅れて手術できなかったり、手術できても再発したりするケースもある。そうした治癒切除不能・再発大腸がんに対する現在の標準医療は、抗がん剤治療である。次ページ（上）のグラフは、抗がん剤治療の効果の進歩を表している（※1）。抗がん剤治療を行わなければ、生存期間中央値は6か月。つまり半数の患者さんが6か月以内に亡くなる。しかし、抗がん剤治療を行えば、生存期間中央値は26か月まで延びる。残念ながら、現在の抗がん剤治療では大腸がんを完全に治すには至らないが、生存期間を延長させることはできるのだ。

もちろん、「治せない治療など無意味だ」と考える人は、抗がん剤治療を受けない選択をとればいい。しかし、「やり残した仕事を仕上げたい」「家族の顔を少しでも長く見ていたい」といった希望を持つ患者さんも多いのだ。こうした患者さんは、抗がん剤治療から生存期間を延長するという恩恵を受けるだろう。だから、「抗がん剤は毒にしかならない」という誤解をばらまくのは、患者さんの選択肢を奪うことになりかねない。

また、白血病や悪性リンパ腫といった血液系の悪性新生物（がん）は抗がん剤で治癒しうる。小児の急性骨髄性白血病（ＡＭＬ）は、次ページ（下）のグラフの通り、１９５０年代には早く死亡する病気だったが、１９８０年頃から治療成績がよくなり、最近では50〜70％は５年以上

治癒切除不能・再発大腸癌における化学療法による延命効果の変遷

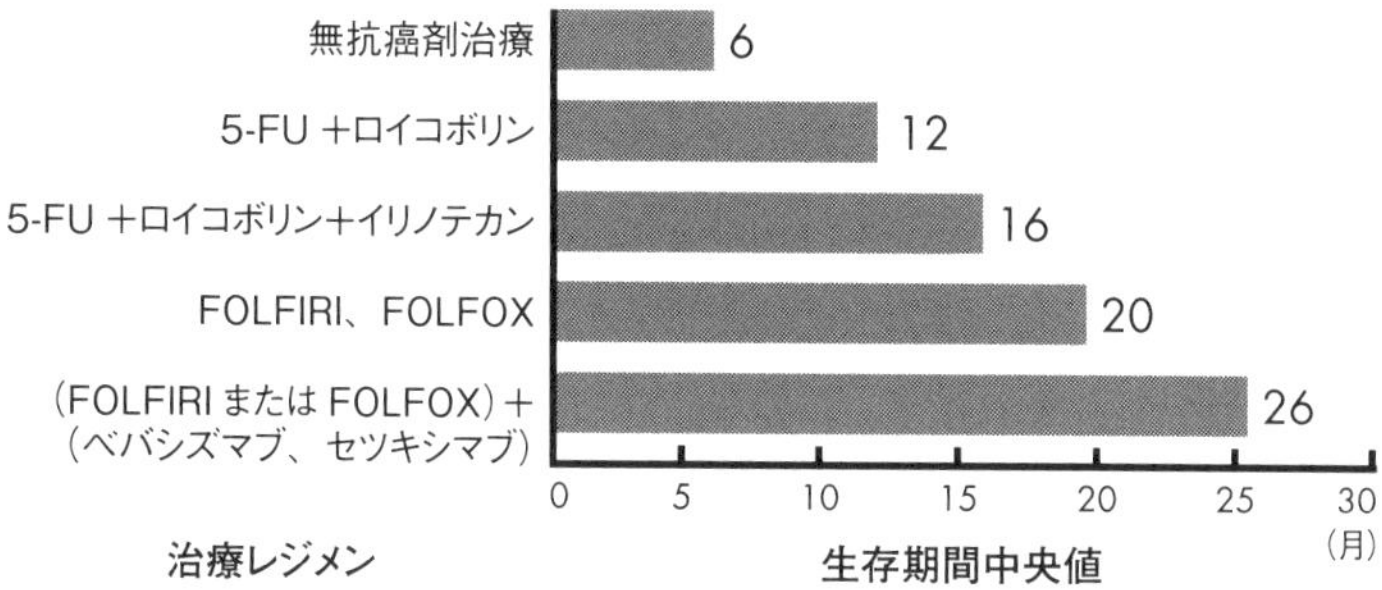

（※1）より引用

AMLの5年生存率の推移の比較

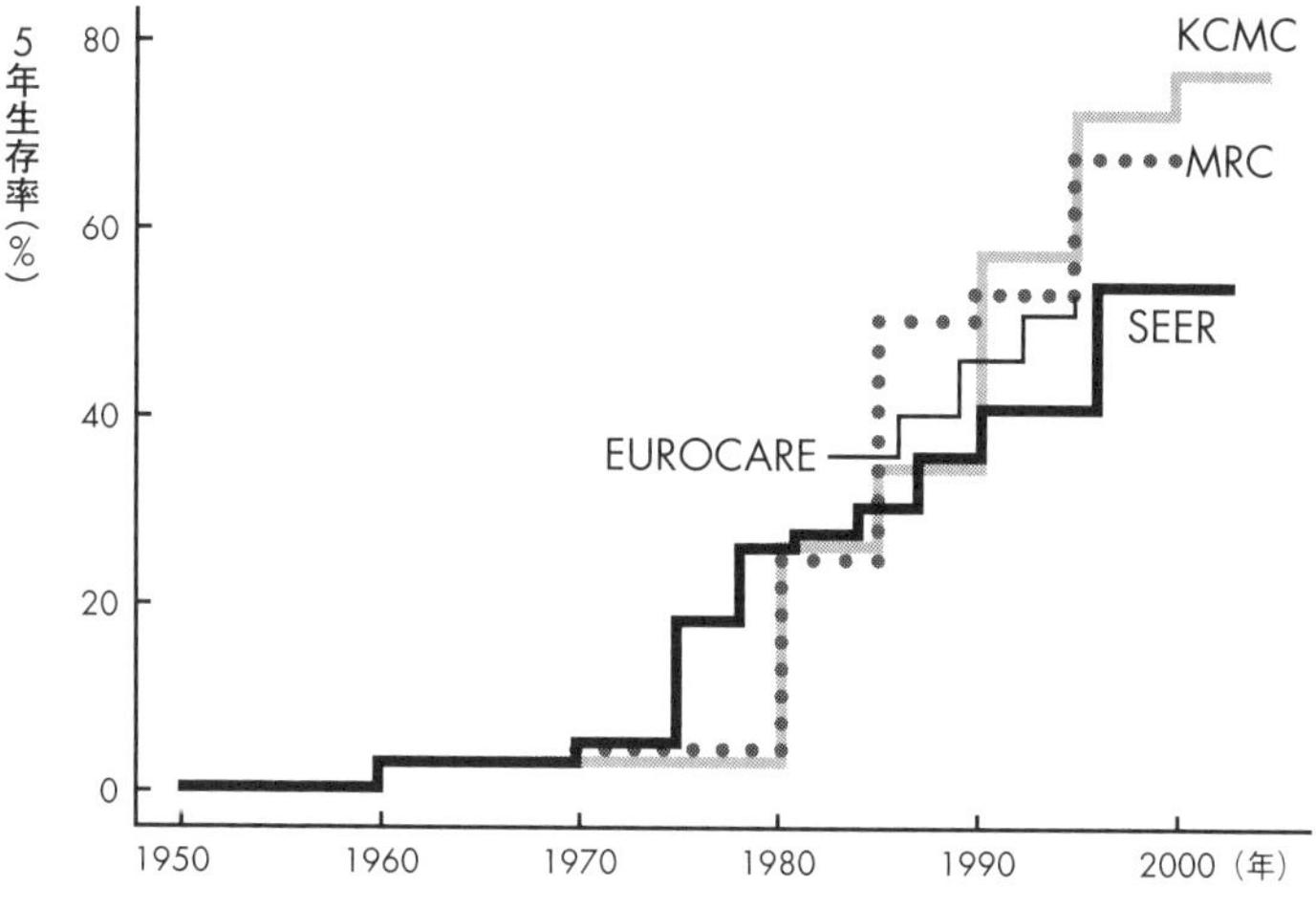

（EUROCARE、MRC、SEER、KCMC は
それぞれヨーロッパ、イギリス、アメリカ合衆国のがん登録システム、神奈川県立こども医療センター）

（※2）より引用して作成

生きることができる（※2）。血液系のがんには、抗がん剤が比較的よく効く。だから「抗がん剤は毒にしかならない。抗がん剤治療を受けるべきではない」という主張は誤りである。もしも白血病になった人が、このような主張を信じてしまったら、適切な治療を受けられずに死んでしまうだろう。『抗がん剤で殺される』というデマこそが、人を殺すのだ。

誤解：あるアンケートで「あなた自身に抗がん剤を打つか」と医師に質問したら、多くの医師が「断固NO」と回答した。

事実：がんの種類や病期を特定していないため、そのアンケートは捏造か、もしくは事実を正確に伝えていない。

このデマは、「抗がん剤には効果がないから、医師は自分に打たない」などという意味で使われている。しかし、これにはトリックがある。「あなた自身に抗がん剤を打つか」と医師に質問したら、ほとんどの医師が「がんの種類と病期による」と回答するだろう。

たとえば、「あなたが早期胃がんだったら、あなた自身に抗がん剤を打つか」と医師に質問したら、ほとんどの医師が「断固NO」と回答するだろう。早期胃がんは外科的切除で治癒するため、抗がん剤治療は必要ないからだ。一方、「あなたがステージⅣ（4期）の悪性リンパ腫だったら、あなた自身に抗がん剤を打つか」と医師に質問したら、ほとんどの医師が「抗がん剤を打つ」と回答するだろう。悪性リンパ腫には、抗がん剤がよく効くからである。

「あなたが切除不能の大腸がんだったら、あなた自身に抗がん剤を打つか」という質問なら、回答は分かれるかもしれない。私なら抗がん剤治療を受ける。完治には至らないし副作用もあるが、生存期間が延びるかもしれないからだ。一方、抗がん剤治療を受けない医師がいても驚かない。それは生存期間の延長に、どれくらいの価値を見出すかという個人の価値観の問題だ。

いずれにせよ、がんの種類や病期を特定せずに『多くの医師が「自分自身への抗がん剤は断固NO」と回答した』とするアンケートには意味がない。このアンケートについてはインターネット上のあちこちで書かれているが、その出典は明らかではない。アンケートの情報を拡散している人たちの多くは、おそらく善意でやっているのだろう。だが、動機が善意であったとしても、医療に関する不正確な情報を拡散することは患者さんの不利益になる。医療に関する情報、特に常識を否定する情報を発信する前には、情報源を確認し、本当にその情報が正しいかどうかをよく考えてからにしてもらいたいものだ。

※1　兵頭一之介，消化器癌化学療法の進歩，日本内科学会雑誌 98 (3), 550-554, 2009
※2　田渕健，急性骨髄性白血病，癌と化学療法 34, 156-161, 2007

がん

麻薬系の鎮痛剤は体に悪い？

がんは強い痛みを伴うことが多いため、モルヒネなどの麻薬系鎮痛薬を投与することがある。「がんの痛みは十分な痛み止めの投与によって除くべき」というのが世界標準の治療法であり、ＷＨＯ（世界保健機構）も「痛みからの解放は患者の生きる権利であり、医師の義務である」と勧告している。

麻薬というと、なんとなく「体に悪い」とか「寿命を縮めかねないが、痛みをとるためにやむを得ず使う」というイメージを持っている方もいるだろう。しかしながら、がんの痛みに対して麻薬を使っても寿命は縮まらないことが証明されている。

ある研究で、２０９人のホスピス入院患者の麻薬（オピオイド鎮痛薬）の使用量を調べてみたところ、経口モルヒネに換算して２４０㎎未満の群、２４０㎎以上５９９㎎以下の群、６００㎎以上の群において、それぞれの生存期間に有意差を認めなかった（※１）。つまり、麻薬をたくさん使っても使わなくても、寿命に差がなかったのである。その他にも複数の研究によって、麻薬の使用は寿命を縮めないことが示されている。また、がんの痛みに対して適切に使用されれば、精神依存（いわゆる中毒）も起こらない。だから、耐え難いがんの痛みを我慢して、麻薬系鎮痛薬を避ける必要はないのだ。

ところが、ごく一部の医療者は、がんの痛みを治癒反応だと考えて痛み止めを否定している。『免疫革命』などの著書で知られる新潟大学大学院教授（当時）・安保徹氏は、「ガンの末期になると、痛みが強くなります。ＷＨＯが痛みを取り除く方法などと言って、麻薬（モルヒネ）の使用を推奨しています。私は、それにも反対です」と述べている（※2）。その理由として「麻薬を使うと、リンパ球がすぐに、すべて破壊されます」と主張しているが、これはうそである。安保氏は、なんら文献もデータも提示していない。いったい安保氏はどのような方法で、麻薬を使うとリンパ球が破壊されることを知ったのであろうか。

私は癌性疼痛の患者さんにモルヒネをはじめとした麻薬を使用することもあるが、「リンパ球がすべて破壊された」という例を一回も経験したことがない。世界中の医療現場で麻薬が使用されているが、「リンパ球がすべて破壊された」という報告は存在しない。安保氏は『免疫学』というものを売りにしている。「麻薬でリンパ球が破壊される」といううそによって、読者に「麻薬を使うと免疫力が落ちる」と誤解させたいのではないだろうか。

さらに「私は、ガンの痛みも治癒反応だと思います」とも安保氏は言う。またも根拠の提示はない。がんの痛みが治癒反応だとするならば、痛みを我慢していれば治るとでも言うのだろうかと思ったら、まさしく「その痛みを死ね気（原文ママ）で一週間我慢していてごらん。そうしたら、ガンは見事に消えるよ」と患者さんに言うのだそうだ。安保氏の言うことを信じてしまう患者さんがいたらと思うと、心底ぞっとする。

とても大切なことなので再度述べるが、「痛みからの解放は患者の生きる権利であり、医師の義務である」。

安保氏は医師の義務を怠り、患者の生きる権利を否定している。痛みを我慢すればがんが消えるという学説を主張したいのであれば、学会や医学論文で第三者が検証できる形で発表すべきである。

実際のところ、痛みを我慢してもがんは消えない。十分な痛み止めがなかった時代においては、患者さんはがんの痛みを我慢するしかなかったが、みんな治っていたとでもいうのだろうか。現代でも病院嫌いの患者さんが医療機関を受診せず、がんの痛みを我慢してしまう例が稀にあるが、やはりがんが消えることはない。

私自身が経験した症例について述べよう。私が医師になって4～5年目の頃だっただろうか。とある病院で当直していたところ、60歳くらいの女性が腰痛を訴えて受診された。たいていの腰痛は安静や痛み止めだけで治ってしまうものだが、ときに感染性脊椎炎、大動脈解離、急性膵炎、がんの骨転移などの重大な病気が原因になっていることがある。夜間だったので十分な検査はできなかったが、痛み止めで経過をみていいのか、それとも夜間でも検査が可能な大きな病院へ紹介すべきなのかを判断する必要があった。

いつ頃からどのような痛みがあったのかは重要な情報なので、患者さんに尋ねてみたところ、数か月前から痛みがあり、1週間くらい前から痛みがひどくなってきたという。大動脈解離や急性膵炎は否定できそうだ。しかし、そんなにも前から痛みがあったのに、他の病院は受診しなかったのだろうか。患者さんは話しにくそうにしていたが、約1か月前に大きな病院を受診し、『多発性骨髄腫』という診断がついたにもかかわらず、その病院での治療を拒否していたと教えてくれた。

多発性骨髄腫は、血液系のがんの一種である。治療は主に化学療法、つまり抗がん剤だ。当然、副作用もそれなりにある。抗がん剤治療をしても治癒するとは限らない。その当時は、すでにインフォームド・コンセント、つまり患者さんに正しい情報を伝えたうえでの合意による治療が当たり前となっていた。患者さんに本当の病名を隠して治療することなどはしない。「抗がん剤治療をして生存する確率はこのくらいです。副作用はこのようなものです」と説明される。抗がん剤治療で100%治るという保証はない。副作用もある。患者さんが不安になってしまうのは当然だろう。

そこに、がんを治すことができると称する『気功師』が現れた。「医者なんかに任せていたら殺される」と吹き込まれ、患者さんは信じてしまった。抗がん剤治療を拒否するだけでなく、「病院の薬は毒だから、服用はもちろん、家の中に置くのもいけない」と気功師に言われて、通常の痛み止めも捨ててしまった。

こうして気功による治療を受けていたが、そんなものでがんが治るわけがなく、痛みはどんどん酷くなっていった。いよいよ耐え切れなくなって気功師に連絡したところ「病院に行け」と言われて、私の当直していた病院を受診したという次第であった。

応急処置として（麻薬ではない）通常の痛み止めの座薬を使用したところ、痛みはだいぶ改善した。がんも治せるはずの気功師が手の施しようのなかった痛みが、座薬ひとつで取れたのだ。その夜は痛み止めでしのいで、翌日に多発性骨髄腫の診断をした大きな病院を受診できるように手配した。

多発性骨髄腫はあまり予後のよくない病気ではあるが、それでもきちんと治療すれば治るチャンスはある。約1か月の治療の遅れが長期生存のチャンスを奪ったかもしれない。そうでなくても痛み止めを使わずに痛みに耐えた1か月間は苦痛だけがあり、患者さんにとってはまったく利益がなかった。

「がんの痛みは治癒反応だ」とする安保氏は、この症例についてどう考えるのだろうか。痛みに耐えていれば、多発性骨髄腫が治ったとでも言うのだろうか？　患者さんは我慢が足りなかったとでも？

患者さんが痛みに耐えきれなくなった時点で無責任にも病院に丸投げしてきた気功師と安保氏は同類だと私は考える。

※1　Morita T et al., Effects of high dose opioids and sedatives on survival in terminally ill cancer patients., J Pain Symptom Manage. 2001 Apr;21(4):282-9.

※2　がんの治療法について【対談】安保徹&上野紘郁　http://www.toen-net.com/cti/medical/doc9.html

ワクチンは有害？

反ワクチン論も、現代医療否定の一種としてポピュラーである。反ワクチン論が受け入れられるのは、ワクチン（予防接種）の効果は実感しにくいのに対し、その害はマスコミなどで報道されるためだろう。ワクチンのおかげで病気にならなかった多くの人のことはニュースにならないが、ワクチン接種後に健康被害が生じた場合は因果関係が不明でもニュースになる。

ワクチンは、さまざまな感染症を予防することで、人々の健康に貢献してきた。たとえば、致死率40％ともいわれた天然痘は、１９７７年以降は発生していない。ＷＨＯは、１９８０年に天然痘の根絶宣言を行った。天然痘を根絶できた理由はいくつかある。特徴的な皮膚症状を起こすために診断が容易で隔離しやすい、不顕性感染（症状はないが感染力はある状態）が少ない、人以外の動物に感染しない、そして何よりもワクチンの効果が高かったからだ。

日本では、１９７６年頃まで『種痘』という天然痘のワクチンが使われていた。40歳以上なら、腕に種痘の痕が残っている方もいるだろう。しかし、若い人はワクチン接種を行う必要がない。天然痘は根絶されたからだ。もしワクチンがなかったら、今でも天然痘による死亡者が出ていたはずである。しかし、人々は天然痘の恐ろしさを忘れ、ワクチンのおかげで大然痘の恐怖から解放されたという実感を持てない。反ワクチン論者は、そこを利用する。

反ワクチン論者は、ワクチンは万能ではなく欠点もあると主張する。その通りだが、他のあらゆる医療行為と同様である。メリットとデメリットを比較して、メリットのほうが大きければワクチンには価値がある。

たとえば、インフルエンザワクチンについて考えよう。ワクチンでインフルエンザを完全に予防することはできない。ワクチンを打っていても、インフルエンザにかかることがある。インフルエンザワクチンは流行するウイルスのタイプを予想して作られるが、予想が必ずしも当たるとは限らないからだ。さらにインフルエンザワクチンを打つことで、きわめて稀ながら副作用が生じるかもしれない。たとえば、100万回接種あたり1～2人はギラン・バレー症候群という筋力低下や麻痺、ときには死に至る神経の病気にかかる可能性があるとされている。

しかし、ワクチンを接種するかどうかは、メリットとデメリットをよく考えて判断するべきだ。私は、毎年インフルエンザワクチンを接種している。医師であるため、流行シーズンにはインフルエンザにかかった患者さんと接触するし、私自身が感染すると患者さんにうつす危険性だってあるからだ。完全にインフルエンザを防ぐことができなくても、感染したり重症化したりするリスクを減らすことができれば、十分にメリットがある。

もうひとつ、麻疹のワクチンについても考えてみよう。インフルエンザワクチンと比較して、麻疹に対するワクチンの効果は高い。麻疹は『はしか』とも呼ばれ、麻疹ウイルスによって引き起こされる感染症である。風邪のような症状に続いて、高熱と発疹が生じる。反ワクチン論者は「麻疹は恐ろしい病気ではない」と言うが、それはうそだ。麻疹にかかった人の約30％に合併症が生じる。つまり、麻疹が原因となって別の病気になる。たとえば、麻疹患者の10人に1人は中耳炎に、20人に1人は肺炎に、1000～2000人に1人は脳炎になる。麻疹が治っても後遺症が残ることもあるし、肺炎や脳炎で死ぬこともある。麻疹は、死にうる病気だ。

麻疹には、特異的な治療法はない。しかし、ワクチンで予防はできる。日本では麻疹と風疹を予防するための混合ワクチン『MRワクチン』が広く使用されている。ワクチンを接種することで95％以上の人に免疫をつけることができるが、副作用もある。重篤な副作用として脳炎があるが、因果関係が不明なものを含めて100万～150万人に1人以下とされている。麻疹にかかった場合、1000～2000人に1人が脳炎になることと比較してもらいたい。

「自然な免疫をつけたほうがいい」という反ワクチン論者のうそに騙され、わざと子どもを麻疹に感染させる事例もある。『麻疹パーティー』と称して、麻疹に感染した人の家に出かけるのだ。麻疹に感染することで、確かに「自然な免疫」がつくだろうが、合併症を起こして後遺症が残るリスクが高い。なんのために「自然な免疫」をつけるのか。これでは本末転倒である。

そもそも予防接種をすべきかどうかを判断するには、正確な情報が必要だ。感染症によって後遺症が残ったり死亡したりするリスクのほうが、ワクチンの副作用のリスクよりもずっと大きいという正しい情報を知ったうえで、ワクチンを拒否する自由はある。だが、反ワクチン論者による虚偽の情報によって、ワクチンを拒否することがあってはならない。残念なことに、そこら中に不正確な反ワクチン論がばらまかれている。海外でも同じような状況があり、インターネット上に反ワクチン論者による素人向けのサイトが大量にコピーされていて、根拠に基づいた情報にたどり着くのが困難であると、医学専門誌でも指摘されている（※1）。

反ワクチン論の厄介な点は、被害が虚偽情報を信じた人たちだけに留まらないことである。反ワクチン論者は「麻疹がワクチンで予防できるなら、ワクチンを接種したい人だけがしておけば問題ないではないか」などと主張するが、これまたうそである。

きちんとワクチンを接種している人も、無防備な時期が生じるのは避けられない。子どもを持つ方ならばよくご存じだろうが、ＭＲワクチンは1歳になってから接種する。それ以前に接種しても効果に乏しいからである。母親がきちんとワクチンを接種しているか既感染であれば、胎盤を通して赤ちゃんに抗体が移行するが、時間が経つにつれて抗体は減っていく。

想像してみてほしい。家族全員がワクチンを接種していて、赤ちゃんも1歳になったらＭＲワクチンを接種する予定だった。しかし1歳になる前、母体からの免疫が切れたころに麻疹に感染し、重症化して死亡した。麻疹を赤ちゃんに感染させた人は、インターネット上の反ワクチン論のうそを鵜呑みにして、ワクチンを接種していなかった。赤ちゃんは、反ワクチン論に殺されたと言える。このようなことが起こったとしたら、あなたは許せるか。

麻疹に限らず、ワクチンは免疫の弱い人たちを病気から守るためのものでもある。ワクチンを打っても免疫がつきにくい人、病気のせいでワクチンを打てない人もいる。不正確な反ワクチン論が広まると、こうした弱い人たちが被害を受けることを忘れないでほしい。

※1　Vaccine safety: informing the misinformed., Lancet Infect Dis. 2009 Dec;9(12):719

＜参考＞
・岩田健太郎『予防接種は「効く」のか？　ワクチン嫌いを考える』光文社新書
・CDC－Measles: Complications　http://www.cdc.gov/measles/about/complications.html

HPVワクチンは効果が薄い？

　2013年5月12日の東京新聞に「子宮頸がん予防接種」「ワクチン効果薄い」という記事が載った。HPVワクチン（子宮頸がん予防ワクチン）は、ヒトパピローマウイルス（HPV）の感染を抑制することで、子宮頸がんを予防するとされている。HPVには複数の型があり、ワクチンはHPVの一部の型にしか効果がないが、日本においては子宮頸がんで検出されるHPVの50～70％がワクチンで予防可能な型のウイルスである。

　すべての子宮頸がんを防げないことから「ワクチン効果薄い」と書いたのかとも思ったが、記事の見出しには「メリット10万人に7人」とあった。よく読むと、参議院議員（当時）・はたともこ氏が厚生労働委員会で質問したところ、厚生労働省の矢島健康局長もデータを肯定する発言をしたという。本当だろうか。子宮頸がんという珍しくない病気を予防するワクチンで

「10万人に7人」にしかメリットがないという数字は直感的に低すぎるように思える。

いったいどこから「10万人に7人」という主張が出てきたのか、はたともこ氏のウェブサイトや厚労委質疑会議録を調べてみたところ、根拠は以下のようなものであった。

①子宮頸部細胞診の結果に異常がない日本人女性のうち、ワクチンで予防可能な高リスク型HPVが検出される人の割合は0.7％である。

②HPVに感染しても、90％以上は自然排出される。持続感染するのは10％以下。

③HPVが自然排出されず、持続感染して前がん病変になったとしても、そのうちの90％が自然治癒する。子宮頸がんに進行するのは10％。

④ワクチンの効果が期待される女性は、0.7％×0.1×0.1＝0．007％（つまり10万人に7人）に過ぎない。

厚生労働省の矢島健康局長が認めたのは、①〜③であった。④については、はた氏が勝手に考えたというだけで、矢島健康局長は認めていない。実際のところ、④の主張は完全に誤りである。①〜③が正しくても、④の結論は導かれない。ワクチンの効果を評価するためには、「ある時点で高リスク型HPVに感染している人の割合」ではなく、「生涯で高リスク型HPVに感染する人の割合」を考えるべきだからだ。

①について考えてみよう。「細胞診の結果に異常がない日本人女性のうち、高リスク型HPVが検出される人の割合0.7％」には、「高リスク型HPVに感染したが、検査を受けるまでに自然排出された女性」は含まれていない。また「高リスク型HPVに持続感染したため、細胞診が正常でなくなった女性」も、「これから高リスク型HPVに感染するかもしれない女性」も含まれていないのだ。以上のすべてを含めた「生涯で高リスク型HPVに感染する人の割合」は、0.7％よりもずっと高い。子宮頸がんの生涯罹患率から考えると、数十％はあるだろう。

日本における子宮頸がんの生涯罹患率は、およそ1％程度。そのうち50～70％の罹患を防げるとしたら、単純計算でメリットは0.5％～0.7％、つまり10万人に500～700人だ。ワクチンの効果は、接種から時間が経つにつれて弱まり、おそらく生涯持続するわけではないので、この数字は過大評価ではある。だが、「10万人に7人」にしか効果がないということはない。

ちなみに、アメリカの若年女性（16～23歳）では、100人年あたりの高リスク型HPVの感染率は7.5％という報告がある（※1）。つまり、100人の若年女性のうち、1年間で高リスク型HPVに感染する人は7.5人。単純計算だと、10年間で高リスク型HPVに感染する割合は75％だ。アメリカ人女性と日本人女性で性行動に差はあるだろうが、100倍も違うだろうか。

『ヒトパピローマウイルスに関連した疾患および死亡を防ぐのに必要なワクチンの数の予想』

という論文もある（※2）。これは疫学調査ではなくシミュレーションだし、カナダのデータを元にしているが、参考にはなる。ワクチンの効果が生涯続き、その有効性を95％と仮定すると、子宮頸がん1例を防ぐのに必要なワクチン数は324である。つまり、324人にワクチンを打つと、子宮頸がんを1例減らすことができる。10万人にワクチンを打つと、308例の子宮頸がんを予防できることになる。カナダと日本で40倍も違うだろうか。

このように、東京新聞の見出しにある「メリット10万人に7人」というのは、間違った計算に基づいたものだ。専門家がチェックすれば、容易に誤りを避けることができただろう。「メリット（予防効果）とデメリット（副作用）のバランスを検証しなおす必要はないのか」と記事にある。だったら、メリットについても正確な情報を報道すべきだ。

はた氏は、子宮頸がん検診についても、ブログなどで間違った持論を展開している。「ワクチンを接種してもしなくても、併用検診（細胞診とHPV－DNA検査）と適切な治療で前がん病変はほぼ完全に治癒するので、ワクチンの必要性は全くない」のだそうだ。根拠として『日本産婦人科医会鈴木光明氏資料』（※3）を挙げ、「細胞診とHPV－DNA検査を併用することでほぼ100％の感度であり、ほとんど見逃しがなくなる」という部分のみを引用している。しかし、この資料には、HPV－DNA検査とワクチンの役割についてもきちんと書いてある（※4）。

図では、見落としのほとんどない「細胞診とＨＰＶ-ＤＮＡ検査の併用による検査」は30歳以降としている。では、なぜ20～29歳までは、ＨＰＶ-ＤＮＡ検査の併用ではなく、細胞診のみの検診なのだろうか。同資料には、「30歳未満の女性は一過性の感染が多いため、併用検診を実施すべきではなく、毎年細胞診を受けるべきである」と書いてある。

ＨＰＶに感染するのは、性的に活発な20歳代が多い。多くは一過性の感染だが、そのときにＨＰＶ-ＤＮＡ検査を受けると陽性となるため、過剰な検査や治療の原因となる。一方で30歳以降にＨＰＶ陽性である場合、一過性感染ではなく、前がん病変や、がんの原因となる慢性感染状態の可能性が

年齢別子宮頸がん予防法（ワクチンと検診の役割）

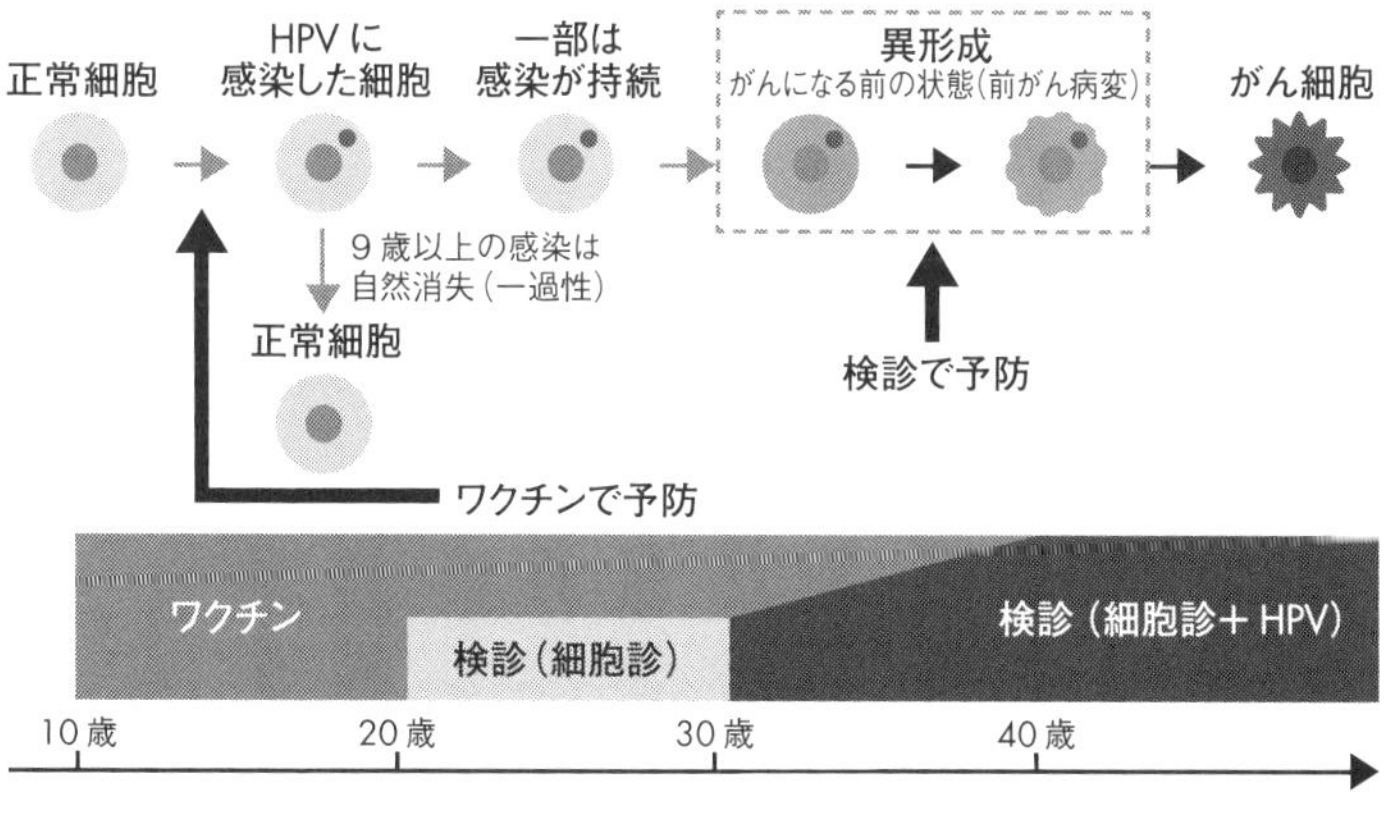

（※4）より引用して作成

高い。だから、ＨＰＶ-ＤＮＡ検査の併用は、30歳以降で推奨されているのだ。20歳代は、ＨＰＶワクチンだけだと、ワクチンで予防できないタイプのＨＰＶによるがんを防げない。一方、細胞診のみでも見落としが生じうる。そのため、ＨＰＶワクチンと検診の併用が推奨されているのだ。これは日本に限らず、海外でも同様である。

はたた氏が持論を主張するのは自由だ。しかし、専門家の資料から自説に都合のよい部分のみを抜き出し、30歳未満では併用検診が推奨されていないことを伏せ、「併用検診で全ての持続感染・前がん病変が発見されるからＨＰＶワクチンは不要」などと主張するのは不誠実である。

確かにＨＰＶワクチンには、問題点がある。公費負担の是非、代理指標しか評価していない点、長期の予防効果が未検証であることなどだ。また稀とはいえ、重篤な副作用が起こるかもしれない。ＨＰＶワクチンのデメリットとして、こうした問題点を挙げるのなら理解できる。ワクチンに限らず医療には不確実性が伴う。よって、「メリット（予防効果）とデメリット（副作用）のバランス」を考える必要があるが、そのためには正確な情報が必要なのだ。

最後に『あなたの健康百科』から専門家の意見を引用しよう（※５）。

「自動車のシートベルトを考えてみてください。シートベルトを着用していなかった人の死亡率

は、着用していた人の約15倍といわれています。中には、シートベルトを着用していても死亡してしまう場合や、まれに着用していたために亡くなった方もいるでしょう。それでも、みんなの安全を守るにはシートベルトを着用することが重要だと思います。子宮頸がんワクチンは国内の死亡例はゼロですが、副反応に苦しんでる方がいるし、ワクチンを接種していても子宮頸がんにかかる人も出てくるでしょう。しかし、多くの女性を子宮頸がんから守るには、検診とともに予防接種を受けることが重要ではないでしょうか」

この専門家は、『日本産婦人科医会鈴木光明氏資料』を作った鈴木光明教授である。

※1　Insinga RP et al., Incidence and duration of cervical human papillomavirus 6, 11, 16, and 18 infections in young women: an evaluation from multiple analytic perspectives., Cancer Epidemiol Biomarkers Prev. 2007 Apr;16(4):709-15.

※2　Brisson M et al., Estimating the number needed to vaccinate to prevent diseases and death related to human papillomavirus infection., CMAJ. 2007 Aug 28;177(5):464-8. Epub 2007 Aug 20.

※3　細胞診＋ＨＰＶ-ＤＮＡ検査併用で発見率はほぼ１００％（日本産婦人科医会鈴木光明氏資料）
http://www.hatatomoko.org/kenshinnoarikata.pdf

※4　子宮頸がん検診のあり方　http://www.jaog.or.jp/all/document/57_120912.pdf

※5　子宮頸がんワクチン、受けるべきか否か－専門家に聞く 自治医大・鈴木光明主任教授－あなたの健康百科
http://kenko100.jp/articles/130626002356/

出産

病院での出産は不自然？

最近では、病院での管理された出産ではなく、自然な出産を望む妊婦さんが増えていると聞く。そういう妊婦さんは、病院ではなく、助産所や自宅での「自然分娩」を好む。

医学的には自然分娩の定義はなく、陣痛促進剤や帝王切開、吸引分娩などの医療介入がない分娩のことを指していることが多い。いずれにせよ、自然分娩志向は理解できる。不必要な医療介入はないほうがいいに決まっている。普通、病院の出産でも医療介入は必要な場合にのみ行われる。

ただ、安全に産めるかどうかは、実際に産んでみるまでわからない。妊婦健診をきちんと受けていてもなお、分娩中に不測の事態は起こりうる。もしも何かが起こった場合、医師のいる病院内での出産と比較して、助産所や自宅での出産は医療介入が遅れる。たいていの出産は何事もなく終わるし、急変しても病院に救急搬送すれば多くは問題ないだろうが、それでも助産所や自宅での出産にはリスクがあるのだ。海外のデータだが、計画病院出産と比較して計画自宅出産では新生児死亡率が3倍であるという報告がある（※1）。日本でも、助産所からの搬送例は死亡率が高いという報告がある（※2）。

こうしたリスクがあったとしても、自然分娩という選択肢があってもいいと私は考える。自分の家族が出産するなら、できるだけ安全な方法をとってもらいたいが、他人の価値観は否定しない。多様な価値観があっていい。妊婦さんの価値観は多様であるから、医療側の対応も多様であるべきだ。ただし、リスクについての情報は正確に提供すべきだろう。

医療側から不正確な情報提供しかされない例もある。たとえば、妊娠中から逆子（骨盤位）であることがわかっていたが、「逆子のほうが簡単だ」と言う助産師を信じて助産所で出産した結果、児が亡くなったという事例がある（※3）。出産に100％の安全はないとはいえ、これはやむを得ない事故ではない。この事例は民事訴訟となり和解に終わったが、助産師に過失ありとする原告の主張のほとんどが認められた。「逆子のほうが簡単だ」という助産師の説明は誤りだった。現在の日本助産師会による助産所業務ガイドラインによると、逆子（骨盤位）は「産婦人科医が監視すべき対象者」であり、助産所で扱ってはならない。助産師が意図的にうそをついたのでないなら、過信があったものと思われる。「出産は安全であるのが当たり前」という安全神話を専門家であるはずの助産師も信じてしまったのではないか。

もっとも、多くの助産師は真面目に業務を行っている。しかし、一方で「お産を甘く見ている」としか思えない開業助産師も中にはいる。開業助産所のウェブサイトには、自然分娩のリスクについての説明はないか、あっても「提携病院に搬送するから大丈夫」といった不十分なものが散見される。その代わりに、自然分娩は「女性の本来の産む力を引き出し」、「感動的」で、「自分らしい出産」とされている。

また、助産所は代替医療と結びついていることも多い。マクロビオティック（自然食の一種）、イトオテルミー（温熱療法）、アロマテラピー（芳香療法）、鍼灸などなど。代替医療の限界を承知したうえで、妊婦さんの不安を軽減するために使用しているのならよいのだが、必ずしもそうではない。ひどい場合は、出産の安全性を高めた現代医学を否定しさえする。

助産師だけではなく産科医の中にも、自然分娩を礼賛し、現代医学による出産を否定する人がいる。愛知県岡崎市にある吉村医院は、自然分娩を行う私立の診療所である。診療所内にある古民家で、妊婦は薪割りや雑巾がけといった労働を体験する。そうした昔ながらの労働が自然分娩を可能にするのだそうだ。

その吉村医院の元院長で医師の吉村正氏は、マスコミで好意的に紹介されて、『玄牝《げんぴん》』というドキュメンタリー映画にもなった。以下は、『きらきらねっと』というウェブサイトに掲載された吉村氏の主張である。

「自然のものを食べて、自然な心でおって、自然に体を動かしておればツルツルに産まれますよ。みんな、ちゃんと産んだんだ。産むべき人じゃない人は死んだんだよね。（※4）」

「人間はね、いらん遺伝子を排除して良い遺伝子だけでね、ずうっと太古以来、続いてきたんだよ。それが、西洋医学が入ってきてからそういうのを助ける。助かっちゃいかん命が助かって、また悪い種を蒔いとる。（※5）」

「いいお産ができなくなっちゃって、母親が本当の母親になる道を断っとるんだ。めっちゃくちゃだよ、今の医者は。（※6）」

自然分娩で産めた（生まれた）人はいいだろう。しかし、そうでない人は？　吉村氏の主張によれば、現代医学の介入によって産めた（生まれた）人は「産むべき人じゃない人」「いらん遺伝子」「助かっちゃいかん命」「悪い種」だそうだ。ちなみに、吉村医院であっても100％の妊婦が自然分娩で産めるわけではなく、高次医療機関に搬送される人もいる。吉村医院では、帝王切開等の処置ができないからだ。

こうした産科医や助産師の主張は、「自然分娩もいいですよ」という程度に留まっていない。

現代医学による、より安全な出産を否定している。自然分娩至上主義とでもいうべき価値観を植えつけられ、病院で出産すると「本当の母親」になれないなどと吹きこまれた結果、自然分娩できずに病院へ搬送された妊婦が失望したり、病院の医療者に対して不信感を表したりする。どこが幸せなお産なのか。むしろ、無責任に現代医学を否定した医療者が、母親を、子どもを不幸にしているではないか。

かつて、出産は命がけだった。明治時代（1900年頃）の日本における妊産婦死亡率は、出産10万あたり約400人。出産によって、母親の約250人に1人が死んでいたことになる。また、周産期死亡率（後期死産と早期新生児死亡を合わせた死亡率）については、1950年頃で出産1000あたり約45人であった。赤ちゃんの約25人に1人が死んでいたことになる。これは統計がとられるようになった時代の数字であるから、それ以前はもっと多数の母親や赤ちゃんが死んでいた。

産科医療が進歩した現在の日本の妊産婦死亡率は、出産10万あたり4人前後である。100年前と比較すると、100分の1になった。周産期死亡率は、出産1000あたり3人前後である。50年前と比較して、15分の1となった。国際的にみても、これは優れた数字である。かつて高確率で死の危険を伴った出産について、ここまで死亡率が改善したのは、産科医療および助産師の尽力のおかげである。ここまで劇的な改善があった分野は、他になかなかない。産科医および助産師に対する尊敬と感謝の念に堪えない。

皮肉なことに、出産が安全であるのが当たり前になったがゆえに、悪い結果になったときにトラブルが起こりやすくなった。いかに産科医療が進歩しても、注意や努力では避けられない不幸が起こることもある。お産で人が死ぬことが珍しくない時代なら、遺族の納得も得られた。しかし、「お産で人が死ぬなんて聞いたことがない。無事に産まれて当然」と誤解していたら、どうだろう。医療側に過失があったせいだと思ってしまうかもしれない。

日本の妊産婦死亡率および周産期死亡率の推移

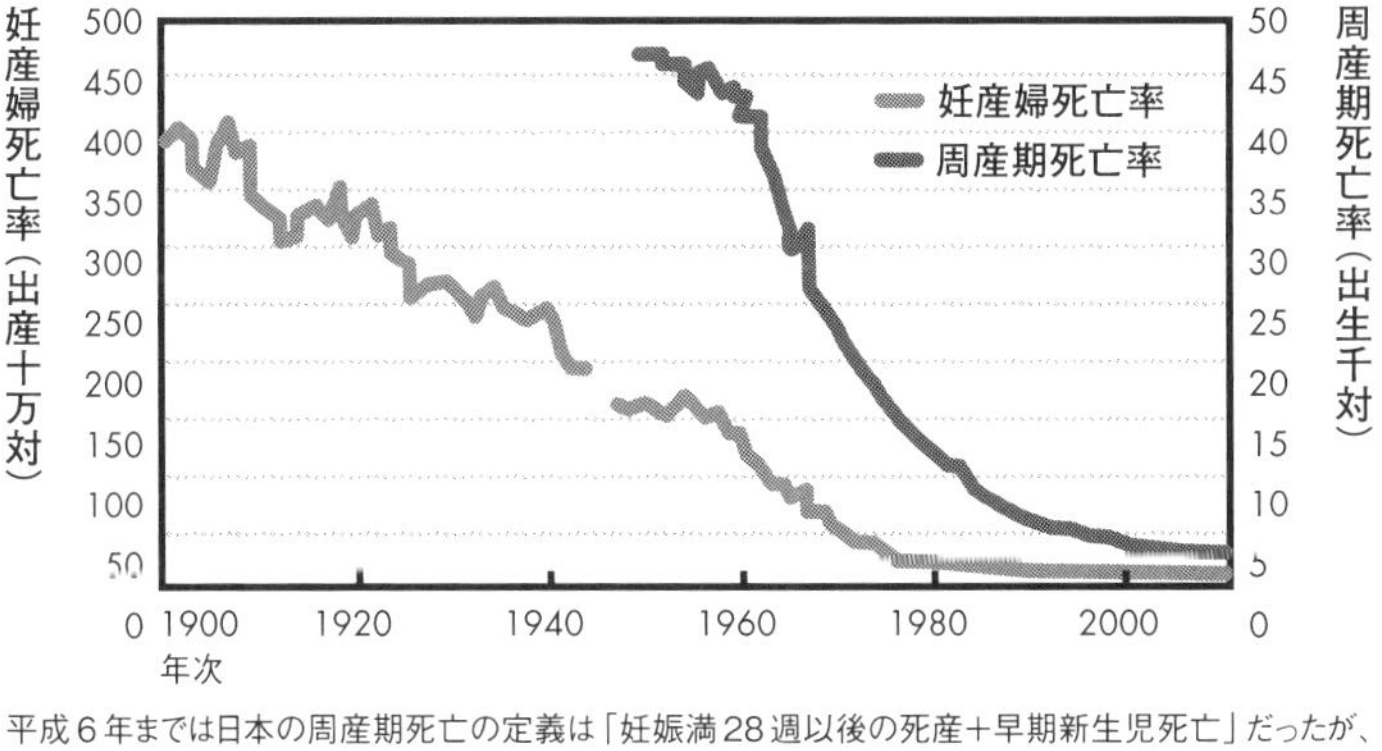

平成６年までは日本の周産期死亡の定義は「妊娠満28週以後の死産＋早期新生児死亡」だったが、平成７年からは「妊娠満22週以後の死産＋早期新生児死亡」に変更された。しかし、ここでは過去との比較のため、妊娠満28週以後の死産＋早期新生児死亡の数字を提示した。

厚生労働省の資料より作成

患者側には情報が不足しがちで、適切な医療が行われたのか、それとも過失があったのかを判断しづらい。真実を知るための手段が少ないため、訴訟という手段に頼るのもやむを得ない一面はある。しかし、産婦人科は他の診療科と比較して医療訴訟が多く、それが産科医不足の一因となっている。

せめて、現在の安全な出産は、産科医や助産師たちの不断の努力の成果であり、それでも出産に100％の安全はないということくらいは広く理解されてほしい。

※1　Wax JR et al., Maternal and newborn outcomes in planned home birth vs planned hospital births: a metaanalysis., Am J Obstet Gynecol. 2010 Sep;203(3):243.e1-8.

※2　池田泰裕他〝助産所からの搬送例の実状と周産期予後〟日本周産期・新生児医学会雑誌 40(3), 553-556, 2004

※3　〝自然なお産〟ブームに警鐘を。助産院・自宅分娩の問題点を広く考えて欲しい - 医療ガバナンス学会
http://medg.jp/mt/2010/11/vol-338.html

※4　ツルツルに産まれる - きらきらねっと（アーカイブ）
https://web.archive.org/web/20081120134618/http://www.earth-peaceful.com/yoshimura/987.html

※5　医者なんかおらんほうがいい - きらきらねっと（アーカイブ）
https://web.archive.org/web/20081120134429/http://www.earth-peaceful.com/yoshimura/988.html

※6　子供が全部可愛くなっちゃう - きらきらねっと（アーカイブ）
https://web.archive.org/web/20081120153820/http://www.earth-peaceful.com/yoshimura/994.html

＜参考＞

・吉村医院の哲学　http://d.hatena.ne.jp/NATROM/20100209

出産

自然分娩だけが素晴らしい？

出産に関しては、とりわけ宗教的というか、スピリチュアルというか、いわば科学の範囲外の主張を伴うことも多いようだ。自然分娩を賛美する一部の助産師や産科医の考え方に、何か宗教的なものを感じとった方もいらっしゃるだろう。

宗教的なものが悪いというわけではない。臨床の現場には、ある種の宗教感は必要である。「人事を尽くして天命を待つ」という言葉の通り、やれることをやったあとは運命に任せるしかない。人の体は複雑で、予想通りや思惑通りには行かないことも多いのだ。

しかしながら、宗教感が過剰でもよくない。こういう事例がある。とある新興宗教を信仰している助産師が、Ｂ型肝炎ウイルスに感染している妊婦さんのお産を扱ったときに、「神様に守られているから大丈夫」と自身にワクチンを打たなかった。Ｂ型肝炎ウイルスは血液を介して感染するため、患者の血液に接触する機会がある医療者にはワクチン接種が推奨されている。この事例では、結果的に助産師は感染しなかった。医学的には、たまたま運がよかっただけだと考えられる。しかし、新興宗教のサイトでは「奇跡の体験者」として紹介されていた。

医療従事者が、どのような宗教を信じていてもいいだろう。しかし、ワクチンで防護可能であるにもかかわらず、「神様に守られているから」とワクチン接種を怠るのはいかがなものか。「人事を尽くして天命を待つ」ではなく「人事を尽くさず天命を待つ」である。なお、この助産師は、日頃から妊婦さんに自分の信仰する宗教を「安産の神様だよ」と紹介しているのだそうだ。

その他、産婦人科医の池川明氏は『胎内記憶』といって、出生前の胎児の記憶があると主張している。子どもは（ときに成人も）「暗くてあたたかかった」「水の中に浮かんでいた」「ママの声が聞こえた」といった子宮内にいたときの記憶を持っているのだそうだ。こうした記憶を子どもが語るのは、じつにほのぼのとしている。「ママのお腹の中はどうだった？」などと胎内記憶を子に尋ねるのは、親子のコミュニケーションのきっかけになるだろう。あくまでもファンタジーであることを承知したうえでなら、胎内記憶を語るのは必ずしも悪くない。ただ、医療者が本気で胎内記憶を信じているというのは、褒められたものではない。

胎内記憶が存在する証拠として挙げられるのは、主に子どもに対するアンケート調査である。

しかし、たとえば子どもが「ママのお腹の中はあたたかかった」と語ったとして、本当に胎内での記憶を持っているとは限らないではないか。母親に限らず、誰か大人が「○○ちゃんはママのお腹にいたんだよ。どうだった？　あたたかかった？」など尋ねたことがきっかけで、そのような言葉が出てきたかもしれない。

帝王切開で生まれた子どもが「お母さんのお腹にいるときに、ほうちょうがささってきた」という記憶を語ることもあるという。胎内記憶の存在を信じている人は、これこそ証拠であると考えるのであろうが、むしろ胎内記憶が誕生後に作られたことを強く示唆していると私は考える。胎児もしくは出産直後の新生児の視力は弱く、メスが刺さってきたことを認識できるとは考えにくい。物心がついたあとに帝王切開で生まれたことを教えられた結果、そういう記憶が作られたと考えるほうが自然である。

でも、こうした指摘は無粋であろう。胎内記憶を信じている人たちは、科学的な説明よりも、超能力などの超自然的な説明を好むからだ。子宮内での記憶どころか、受精以前や前世の記憶を持っていると主張されることすらある。受精する前は雲の上にいて、「赤ちゃんはお母さんを選んで生まれてくる」のだそうだ。

その他にも「自動書記」や「テレパシー」で胎児が気持ちを伝えてこようとするとも主張さ

れる。「ケンカをしちゃダメ」とか「戦争をしちゃダメ」とかいうことも胎児が教えてくれるのだ。ケンカはともかく戦争反対については、前世での戦争体験の記憶でもあるのだろうか。普通に考えれば、胎児が「戦争をしちゃダメ」と伝えたのではなく、胎児の気持ちを取り持った（と称する）大人、つまり自動書記の結果を解釈する人や「テレパシー」を受けとる人の意識が反映されただけであろう。もはや完全に科学の範囲外の話である。

念のためにもう一度言うが、科学の範囲外だから悪いと言っているわけではない。母親や子どもが信じるのはかまわないし、ファンタジーであることを承知のうえでなら、医療者が胎内記憶の話をするのもいいだろう。

ただし、医療者は科学とファンタジーの区別を明確につけなければならない。前述の池川氏は、出産時に「痛かった、苦しかった」という記憶があるという子どもたちの声によって、陣痛促進剤や予定分娩といった現在の出産システムに疑問を持ったという。現在の出産システムに疑問を持つのはいいが、その根拠が胎内記憶というのはどうだろうか。

出産システムの是非は、出産する側の希望と、安全性やコストといった検証可能な指標を元に判断されるべきだと私は考える。科学的に評価すべきところにファンタジーを持ち込むと、ろくなことにならない。新生児の呼吸数や脈拍数という客観的な指標と違って、ファンタジーに頼るといくらでも勝手な判断が可能になる。胎児が「痛かったから」と陣痛促進剤が疑問だというのなら、陣痛が起こる経膣分娩よりも、陣痛が来る前に予定帝王切開術をしたほうがよいと主張することだってできるのだ。

胎内記憶以外にも、池川氏のクリニックのウェブサイトには非科学的な主張が散見された。たとえば、おすすめセラピーとして非科学的な代替医療の代表であるホメオパシー（80ページ参照）が紹介されていたのだ（※1）。医師がすすめるからには効果があると誤解する人も出てくるであろうが、いくらなんでもホメオパシーがおすすめというのはあり得ない。

医師であるにもかかわらず、池川氏は科学とファンタジーの区別がついていない。これは非科学的な主張と診療が容易に結びつくがゆえに危険なことである。

※1　おすすめセラピー – 池川クリニック（アーカイブ）
https://web.archive.org/web/20131223040536/http://www.ikegawa-cl.com/therapy.html

＜参考＞
・人生の幸せは、胎内でのお母さんとのコミュニケーションで決まる
対談：池川明氏×中西研二 – NPO法人JOYヒーリングの会　http://joy-healing.jp/readings/special/07.html

標準医療は心の働きを重視している

木村さん（仮名）は、肝臓病のために通院していた80代の患者さんだ。あるとき、呼吸苦と咳をきっかけに胸のレントゲンを撮影したところ、右の胸水が判明し、入院して検査のために少量の胸水を抜くことになった。胸水穿刺の手技は簡単である。針を刺す場所をエコー検査で確認し、皮膚の表面を消毒し、局所麻酔を行ったあとに肋骨の間に針を刺して水を抜く。検査目的だったから、ほんの20mLほどだ。

私は、抜いた胸水を患者さんに見せるようにしている。自分が患者だったら、どんなものか気になるからである。木村さんに黄色透明の液体を見せたところ、「ありがとうございました。おかげさまでだいぶ楽になりました」とおっしゃった。普通に考えれば、大量の胸水のうち、20mLばかりを抜いたくらいで症状は改善しないはずである。

しかし、心理的な影響はバカにならない。針を刺して悪いものを抜いてもらったという心の働きが、症状を改善させても不思議ではない。木村さんには事前に検査目的であることを伝えているが、言うなれば誤解の産物である。こういうときに医師は、「検査目的の穿刺なので、症状がよくなるはずがありません」と医学的に正しいご説明をして誤解を正すべきか。そんなバカなことはない。にっこり笑って、「よかったですね、木村さん」と私は言った。

患者さんの心の働きを、医師は軽視してはならない。心は症状をよくすることもあれば悪くすることもある。ニセ医学の提唱者はよく「標準医療では物質的なことばかりを重視し、心の働きを認めない」と言うが、話が逆である。治療法の効果を評価するときに、わざわざ盲検法を使うのは、心理的な効果の大きさを知っているがゆえだ。

一方で、ニセ医学の提唱者は、心の働きによる症状の改善を治療の効果だと誤認する。心の働きを軽視しているのは、ニセ医学のほうだ。心の働きだろうがなんだろうが症状が改善すればいいという意見もあるが、そんなに単純な話ではない。ニセ医学でも、木村さんの症状を一時的に改善させることはできる。だが、胸水による症状を継続して取り続けることはできないだろう。

さて、諸検査の結果、木村さんの胸水は肝硬変由来のものと診断し、治療として利尿剤の量を調節した。結果、胸水による呼吸苦や咳といった症状は消えて、胸部レントゲンでも胸水の減少を確認でき、木村さんは元気に退院していった。

「ニセ医学」に騙されないために

第2章

代替医療編

医師や専門家、自称専門家が行う代替医療（民間療法）。
現代医療で完治に至らない病気さえ治すというが、根拠は不明である。

伝統療法

ホメオパシーは安全？

代替医療と聞いて、まず思い浮かぶのが、ホメオパシーだろう。

ホメオパシーは、「由緒正しいニセ科学」である。ニセ科学批判の古典として有名なマーティン・ガードナー著『奇妙な論理』にもホメオパシーについての言及がある（※1）。日本語版は1980年、原著は1952年の出版である。じつに60年以上も前の本においてさえ、ホメオパシーはニセ科学として批判されていたのだ。

ホメオパシーの起源は、18世紀末まで遡る。創始者は、ドイツの医師サミュエル・ハーネマン氏。ホメオパシーが生まれたきっかけは、ハーネマン氏がマラリアの薬であるキニーネを服用したところ、マラリアと似たような症状が生じた体験からだった。マラリアと似た症状を起こすキニーネがマラリアを治すのであれば、別の病気に対しても、その症状を引き起こす物質が病気を治すのではないかとハーネマン氏は考えた。これは「同種の法則」と呼ばれている。

また、ハーネマン氏は、物質を希釈すればするほど病気を治す効果は高まるとした。ホメオパシーで使用される「処方薬」であるレメディは、元の物質を何回も希釈して作られる。希釈の回数が多いほど効力が大きくなるとされる。たとえば30ｃと表記されているレメディは、元の物質の１００倍希釈を30回繰り返した溶液を砂糖玉にしみこませて作られる。つまり、元の物質の濃度は、10の60乗分の1となる。ここまで希釈すると、元の物質はまったく残っていない。

ホメオパシーを使用している人たちは、「だからホメオパシーは安全なのだ」と言う。確かにレメディは安全である。ハーネマン氏の時代には原子説が成立していなかったため、どんなに物質を希釈しても元の物質は残っていると考えることもできた。しかし、そうした考えは、原子説の成立後は否定されている。元の物質が残っていないのに効果があるなどという主張は、まさしく「奇妙な論理」と言えるだろう。

そこで、現代のホメオパシーの擁護者たちは、物質そのものではなく、元物質の「情報」がレメディに残っていると主張している。『水の記憶』とか『波動の転写』とか呼ばれているものだ。レメディを作るときは、ただ希釈するだけではなく振盪《しんとう》、つまり振り混ぜることが重要で、正式なレメディの製作には決まった手順がある。ハーネマン氏が生きた時代と同様に、聖書の上で希釈振盪していることを誇らしげに記載しているウェブサイトもあるほどだ（※2）。

もちろん、水の記憶やら波動の転写やらは、科学的に実証されていない。だが、ホメオパシーのレメディが病気に効くかどうかを検証する手段はある。実際に臨床試験をしてみればよい。手順はこうだ。患者さんを多く集め、ホメオパシーのレメディを投与される群と投与されない群にランダムに分ける。レメディを投与しない群には、レメディの代わりに偽薬（通常は乳糖）を投与する。「ホメオパシーが効くに違いない」とか、あるいは逆に「ホメオパシーが効くはずがない」という思い込みが結果に影響を与えないように、患者さんも投与する医師も、投与された薬が実薬（レメディ）なのか偽薬なのかわからないようにする。こうした臨床試験を無作為化二重盲検試験という。

もしもレメディに効果があれば、レメディを投与されない群と比較して、レメディを投与される群に病気が治る人が多くなる。こうした臨床試験は複数なされているが、それらの結果を総合するとレメディの効果は偽薬と同等であるという結果が得られた（※3）。

つまり、希釈されすぎて元の物質が残っていないという理論面からいっても、臨床試験で効果が証明できなかったという実践面からいっても、ホメオパシーには効果がないことが示されたわけである。ホメオパシーのレメディは、ただの砂糖玉である。

効果がないのにもかかわらず、なぜホメオパシーは現代に生き残っているのだろうか。それは、効果があると誤認するためだ。風邪や胃腸炎といった病気に対してホメオパシーを使用したあとに自然治癒したら、「ホメオパシーが効いて治ったのだ」と誤認しかねない。

なお、効果の誤認は代替医療に限らず起こる。医師が誤認することもよくある。たとえば、風邪に対して効果のない抗生物質が処方されてきた一因はそこにある。風邪に対して抗生物質を使用したあとに自然治癒したのを、「抗生物質が効いて治ったのだ」と誤認していたわけだ。これは現代の医師にとって「誤認して当然」とは言えない。医師は根拠に基づいた医療を行わなければならない。つまり、単なる経験だけで「効果あり」と判断せず、臨床試験（できれば無作為化二重盲検試験）の結果を参考にすべきである。今でも風邪に対して抗生物質を処方する少数の医師がいるのは、単に勉強不足のせいか、あるいは患者さんが希望するため、効かないことを承知のうえで処方しているかだろう。

フランスでは、医師がレメディを処方することがある。しかし、現代のフランスの医師たちの多くは、ホメオパシーのレメディに効果があると思っているわけではないだろう（そう思っている少数の勉強不足な医師はいるかもしれないが）。レメディに効果はないが、安全な偽薬として使用されていると思われる。たとえば、普通の風邪に対して偽薬としてレメディを処方する。普通の風邪は薬を使わなくても治るし、風邪薬は一時的に症状を緩和するものの、人によってはアレルギー等の副作用を起こしうる。ならば、安全な砂糖玉を処方するというのもありではないか。薬効はなくとも、暗示の効果は期待できる。少なくとも風邪に対して効果のない抗生物質を処方するよりは、ずっとましである。

ただし、医師による偽薬の使用には倫理的な問題がある。説明なく偽薬を使うと、患者さんを騙すことになる。しかし、薬効がないことを明確に患者さんに説明してしまうと、暗示の効果は薄れるだろう。実地臨床での医師による偽薬使用の是非は、患者さんのためなら「うそをつく」ことを容認できるか、あるいは「うそをつく」ことが本当に患者さんのためになるのか、という話になる。この話は込み入っているので、これ以上は本書で扱わないが、「ヨーロッパでは医師がホメオパシーを使用している」からといって、必ずしも医師がホメオパシーに効果があると考えているとは限らないことをわかっていただけただろうか。海外でも公的保険からのホメオパシーへの支出は、縮小されつつあることも申し添えておこう。

さて、ホメオパシーの真の問題点は効果がないことではない。レメディそのものは単なる砂糖玉であり安全というか無害だが、ときにホメオパシーは現代医学の否定を伴う。これは、きわめて有害だ。海外でも日本でも、死亡事例がある。

日本で有名なのが、山口県における『新生児ビタミンK不投与事件』である。通常、新生児には生後まもなく、出血を止める凝固因子を作るために必要なビタミンKのシロップが与えられる。これは母乳に含まれるビタミンKが少ないため、新生児を母乳栄養のみで育てると稀に『ビタミンK欠乏性出血症』といって、新生児の頭蓋内や消化管に出血が起こることがあるためだ。ビタミンKの予防投与により、日本の新生児ビタミンK欠乏性出血症は激減した。

しかし、２００９年8月、山口県で助産師の立ち会いのもとに生まれた女児には、ビタミンKシロップが与えられなかった。女児は生後1か月のときに嘔吐をしたことで硬膜下血腫が見つかり、ビタミンK欠乏性出血症と診断され、同年10月に死亡した。女児の母親が助産師を相手どり、損害賠償請求訴訟を山口地裁に起こし、最終的には助産師側が和解金を支払うことで合意した。報道によると、和解金は数千万円とみられる。

この事件の助産師は、日本ホメオパシー医学協会に所属していた。母親側の訴状によると、助産師は母子手帳にビタミンKシロップを投与したとうその記載を行い、その代わりにホメオパシーのレメディを与えていたという。助産師は毎日新聞の取材に対し、「（レメディに）ビタミンKと同じ効用があると思っていた」と話した。

なぜ、この助産師は、単なる砂糖玉がビタミンKの代わりになると誤って思い込んだのであろうか？　日本ホメオパシー医学協会の指導者たちが、そう教えたからである。

『ホメオパシー的妊娠と出産』より、指導者・由井寅子氏らの主張を引用しよう（※4）。

生まれた翌日、退院の日、1カ月検診、この3回、赤ちゃんにK2シロップを飲ませていますよね。これは、頭蓋内出血とか、出血傾向の予防のためなのです。それで、ビタミン剤の実物の投与があまりよくないと思うので、私はレメディーにして使っています。

（引用者注：赤ちゃんに）血液凝固のためにビタミンKを注射したりしますが、それをやると一足飛びにがんマヤズムが立ち上がるし、逆に出血が止まらなくなることもあるのです。そして難治の黄疸になることもあります。ホメオパシーにもビタミンKのレメディー（Vitamin-K）はありますから、それを使っていただきたいと思います。

『マヤズム』とは、ホメオパシー独特の用語で「症状の原因となる病気の土壌」と説明されている。日本ホメオパシー医学協会の指導者たちは、ビタミンKの投与はよくないことだとみなし、代わりにビタミンKのレメディを推奨していた。

が、新生児ビタミンK不投与事件の和解後、日本ホメオパシー医学協会は「ホメオパシーのレメディーはビタミンKシロップの代用にはならない。ホメオパシーのレメディーをとるかとらないかは、ビタミンKシロップをとるかどうかとは全く独立の事象である」という内容の文を発表している（※5）。自分たちが「ビタミンKの投与はあまりよくないのでレメディーを使っていただきたい」などと教えてきたことを都合よくお忘れなのであろう。

日本ホメオパシー医学協会による現代医学否定は、ビタミンKシロップにとどまらない。予防接種は全否定である。溶連菌感染症に対する抗生物質治療も否定している。再発する危険性が大きく「マヤズム化」していくのだそうだ。しかし、実際のところ、溶連菌感染症はきちんと治療しないと、急性糸球体腎炎や心臓弁膜症などのリスクが増す。

その他、気管支喘息に対するステロイド吸入も否定している。日本ホメオパシー医学協会は「ステロイド吸入により気管支喘息は死に至る可能性の高い危険な病気になってしまった」などと主張しているが、むしろ実際はステロイド吸入が喘息死を減らしたことは、すでに述べた通りだ（24ページ参照）。また、「がんに対して現代医学での治療をやられてしまうと、ホメオパシーでの治癒は難しくなってしまう」などとも主張している。

そして、現代医学の代わりにホメオパシーがすすめられている。日本ホメオパシー医学協会は、口先でこそ現代医学を否定するものではないと主張しているが、彼らが否定しない現代医学とはいったいどんなものなのか。

日本においてホメオパシーは、現代医学を否定して成立するビジネスとなってしまった。数ある代替医療の中でも、特に悪質であると私はみなしている。現代医学が完全なものではない以上、代わりとなる代替医療を求める人もいるだろうが、命にかかわるので、せめて現代医学を否定しないものを選んでほしい。どうしてもホメオパシーを選ぶとしても、現代医学を避けるようにすすめられたら、きちんと記録しておくべきである。

仮に、吸入ステロイドを拒否した結果、気管支喘息の子どもが亡くなったとしよう。きっと、日本ホメオパシー医学協会の指導者たちは「ステロイド吸入は危険である」などと言ったことは都合よく忘れ、「ホメオパシーのレメディーを使うかどうかは、吸入ステロイドを使うかどうかとは全く独立の事象である。我々には責任はなく、吸入ステロイドを使用しなかった親の責任である」などと言うだろう。新生児ビタミンK不投与事件のときにそうだったように。

※1　マーティン ガードナー『奇妙な論理〈1〉―だまされやすさの研究』ハヤカワ文庫
※2　『波動の世界』1999年11月 ホメオパシーの理論と実践 ロイヤル・アカデミー・オブ・ホメオパシー学長 由井寅子
http://www.homoeopathy-books.co.jp/introduction/hadonosekai_3.html

※3　Shang A et al., Are the clinical effects of homoeopathy placebo effects? Comparative study of placebo-controlled trials of homoeopathy and allopathy., Lancet. 2005 Aug 27-Sep 2;366(9487):726-32.
※4　由井寅子『ホメオパシー的妊娠と出産』ホメオパシー出版
※5　平成22年8月5日創刊 ホメオパシー新聞（号外）　http://jphma.org/About_homoe/jphma_answer_20101222.html

＜参考＞
・毎日新聞『損賠訴訟：山口の母親、助産師を提訴　乳児死亡「ビタミンK与えず」』２０１０年7月10日
・朝日新聞『「ホメオパシーで長女死亡」助産師と母親和解　山口地裁』２０１０年12月22日
・α ＳＹＮＯＤＯＳメールマガジン（vol.65）『特別寄稿 ＮＡＴＲＯＭ「ホメオパシーはなぜ現代医学否定と結びつくのか」』２０１０年12月1日
・「ホメオパシー」についての会長談話－日本学術会議　http://www.scj.go.jp/ja/info/kohyo/pdf/kohyo-21-d8.pdf
・ＡＳＩＯＳ編『謎解き超科学』彩図社　ホメオパシーで病気は治るか？

伝統療法

瀉血でデトックスできる?

その昔、瀉血《しゃけつ》は「西洋医学」の中心的な治療法であった。瀉血とは、血液を体の外に出す処置のことだ。古代ギリシャでは、よどんだ悪い血液が病気の原因であり、それを瀉血によって出せば病気が治ると考えられていた。19世紀頃までは、あらゆる病気に対して行われていたという。ところが瀉血は、ほとんどの病気に対して効果がないどころか有害である。たとえばコレラに対して大量の瀉血を行うと、命を失うことすらある。コレラの患者さんは、ただでさえ下痢によって体内から水分が失われて循環血液量が減っている。瀉血すると、さらに循環血液量が減って、病状は悪化する。正しい治療法は、水分の補給だ(現代では抗生剤も使う)。下痢による脱水が著しいと、血液は濃いタールのようにどろりとなるという。そうした異常な血液は、コレラという病気の結果なのだが、当時の医師たちは病気の原因だと勘違いしたのではないか。瀉血療法は、少なくとも1000年以上は行われてきた。その間、医師たちは瀉血療法に効果があると信じ続けてきた。なぜか。その理由のひとつは、瀉血療法を行ったあとに回復した患者さんも多くいたからである。人間には自然治癒力があるし、「治療をしてもらった」という心理的な要因が大きく働くこともある。瀉血に効果がなくても、あるいは有害であったとしても、病気が治ったり症状がおさまったりするケースはあるのだ。

本当に瀉血療法の効果を検証したいのであれば、やはり瀉血を行った群と行わなかった群を比較する必要がある。比較試験を行わず、「使った」のちに「治った」から「効いた」のだとみなす論法は『3た論法』と呼ばれ、効果があるという証拠にはならない。

ただ、現代の標準医療でも瀉血を行うことがある。たとえば、真性多血症という病気は赤血球が増えることで血液の粘度が高まり、脳梗塞や心筋梗塞などの血栓症を起こす。定期的な瀉血によって赤血球数を減らすことで、血栓症を予防できる。その他、慢性肝炎やヘモクロマトーシスなどの過剰な鉄分が病状を悪化させる病気にも瀉血療法が行われる。いずれにせよ、ごく限られた疾患のみが治療対象で、これらの疾患に対する瀉血療法の効果は比較試験で証明されている。

こうした標準医療とは別に、アンチエイジングやデトックスを標榜して瀉血を行うクリニックがある。あるクリニックの「瀉血が効果のある病気や症状」リストを引用しよう（※1）。

1. 高血圧、狭心症、心筋梗塞、脳梗塞、脳出血、静脈瘤、痔
（つまり、心・血管系の病気の治療と予防）
2. 頭痛、耳鳴り、難聴
3. 肩こり
4. 更年期障害
5. 自律神経失調症
6. うつ病
7. アトピー性皮膚炎
8. 癌予防
9. 肝炎、肝硬変
10. 前立腺肥大症
11. ＥＤ（勃起障害）
12. 老化防止

肝炎を除いて、これらの疾患に対して瀉血が効果的であるという十分な証拠は存在しない。このクリニックの医師や患者さんは瀉血をしたことで非常に体調がよくなったというが、そうした体験談を理由に効果があると判断するのは『3た論法』であり、中世の医師と同レベルだ。

それでも、肩こりや頭痛なら「瀉血したあとに治ったから効いたのだ」という理屈はわからないでもないが、がん予防や老化防止の効果があると、どのような方法で判断したのであろうか。どうやら「直感」によるらしい。同クリニックの「がん予防」のページから引用しよう。

68歳の男性で、半年前から、背中に広範囲、そして両下肢のしつこい湿疹に悩まされていた患者さんです。

非常に激しい痒みで、皮膚科からもらう軟膏をいくら塗っても治りません。これといった原因もありません。まだ、運転手として働いておられるのですが、痒みのためによく眠れず、仕事にさしつかえます。父親が肺癌で亡くなれて（原文ママ）います。

私は直感的に癌の前駆症状ではないかと思い、プサンの韓方専門病院での瀉血と「黄土」のサウナによる解毒を勧めました。二回、プサンに行かれ、そして、私が処方するビタミンやハーブをきっちり摂るようにされました。

今は長距離を運転したあと、太股の内側にわずかに湿疹ができるくらいに良くなられています。最初お会いしたときは、顔もどす黒く、病人の顔色でしたが、今はつらつとピンク色に輝いています。あと、一回、プサンに行けば、完璧でしょう。

特に癌家系の人は、1、2年に一度は瀉血や「黄土」のサウナによる解毒が勧められます。いったんレントゲン写真やCTでわかるほど癌が大きくなってしまってからでは、癌を完治させることはなかなか難しいのです。胸部X線撮影やCTによる、被曝をともなう健康診断を毎年受けるくらいなら、予防と治療になる、瀉血を毎年受けたほうがよほど合理的ではないでしょうか。

この「体験談」が仮に事実であったとしても、瀉血その他の治療後に皮膚症状が改善したというだけで、瀉血ががんの予防になるという証明にはならない。『3た論法』にすらなっていない。それにもかかわらず、瀉血ががんの「予防と治療になる」と主張するのは論理の飛躍である。

ついでながら、肺がんハイリスク者（喫煙者および過去喫煙者）を対象とした低線量CTによる肺がん検診によって、肺がん死が20％も減少するという研究結果があることを付け加えよう（※2）。5万人以上を対象にした無作為化比較試験である。根拠のない「直感」や「皮膚症状が改善した患者さんが1名いた」程度の裏付けしかない瀉血と比べてどちらが合理的か、明らかだ。

そもそも瀉血に限らず、「デトックス」には医学的な根拠はない。代替医療の分野においてデトックスという言葉は「解毒」や「排毒」という意味合いで使用されるが、その定義は明確でない。どのような有害物質をどのくらい排出するか、あるいは健康に与える影響についても信頼に足る証拠は存在しないのだ。

少なくとも現時点では、デトックスという言葉は、健康ビジネスの宣伝文句に過ぎない。むろん、将来の研究で健康に好影響を与える、なんらかの排毒手段が明らかになるかもしれないが、まともな研究者なら問題のあるデトックスという言葉は使わないだろう。デトックスという宣伝文句には、注意しておいたほうがよさそうだ。

※1　瀉血（しゃけつ）による解毒療法 - ドクター牧瀬のサプリメントクリニック　http://www.drmakise.com/shaketsu/

※2　National Lung Screening Trial Research Team, Reduced lung-cancer mortality with low-dose computed tomographic screening., N Engl J Med. 2011 Aug 4;365(5):395-409.

＜参考＞
・サイモン・シン、エツァート・エルンスト『代替医療のトリック』新潮社
・Ernst E., Alternative detox., Br Med Bull. 2012;101:33-8.
・英国で若手研究者たちが「デトックスは無意味」と発表 - PSJ渋谷研究X　http://shibuken.seesaa.net/article/112295883.html

伝統療法

放射線ホルミシス効果は万能？

『放射線ホルミシス効果』という言葉は耳慣れない方も、昔からラドン温泉やラジウム温泉などでの湯治が体によいといわれているのは聞いたことがあるだろう。

ホルミシス効果とは、大量では有害なものが、微量ではかえって体によいという現象を表す言葉である。そして、一般的に放射線ホルミシス効果を指すことが多い。

大量の放射線被曝が有害であることは明らかで議論の余地はないが、少量ならば有益であるとの主張があるのだ。たとえば、気体の放射性物質であるラドンは、大量に曝露すると肺がんのリスク因子となり、有害である。しかし、温泉由来などの少量のラドンなら有益だというのが、放射線ホルミシス派の主張である。ラドンに限らず、自然放射線の10倍から100倍くらいの放射線が体によいと主張されていることが多い。

放射線ホルミシス効果そのものは、別に荒唐無稽なわけではない。十分な証拠があれば信じられる類の話である。疫学研究や動物実験などによる、いくつかの限定的な証拠が放射線ホルミシス効果の存在を示唆している。だが、現時点では十分に確立されたとは言い難く、今後の研究成果待ちである。なお、放射線ホルミシス効果が存在したとしても、効果の程はそれほど大きくないと思われる。効果が大きければ存在を証明するのは容易なはずで、効果が存在するとしても小さいからこそ、いまだに議論の対象になっているのだ。

たとえば、飲酒だって大量なら有害だが、少量であれば有益かもしれない。総死亡や虚血性心疾患などの限られた疾患において、非飲酒者や大量飲酒者と比較して、少量飲酒者のほうがリスクが低いという報告がある。こうした報告をもとに、厚生労働省による「健康日本21」においては、通常のアルコール代謝能を有する日本人における「節度ある適度な飲酒」は「1日平均純アルコールで約20g程度」とされている。20gというのは、ビールなら中瓶1本、日本酒なら1合相当である。この現象は、「酒ホルミシス効果」と呼べるだろう。

ただし、そのメカニズムははっきりしていない。本当のところを知るには、やはり同じような健康・経済的状態の人を集め、無作為に少量飲酒群と非飲酒群に分け、長期間観察するという介入研究を要する。そのような介入研究は不可能だし、する必要もない。少量飲酒は有益かもしれないし、無益無害あるいは有害ですらあるかもしれない。しかし、有害であるとしても、その害は他の要因でたやすく覆るほど小さい。だったら、「少量の飲酒ならかまわない」という方針で十分だ。放射線ホルミシス効果についても同様に、大規模介入試験を行う意義は乏しいと言える。

そして、この放射線ホルミシス効果を放射線防護の文脈で持ち出すのは、きわめて問題である。東電顧問の元参議院議員・加納時男氏は朝日新聞でのインタビューにおいて、「低線量の放射線は『むしろ健康にいい』」と主張する研究者もいる。説得力があると思う。私の同僚も低線量の放射線治療で病気が治った。過剰反応になっているのでは。むしろ低線量は体にいい、ということすら世の中では言えない。これだけでも申し上げたくて取材に応じた」と述べた（※1）。

放射線防護における標準的な考え方は、少量の放射線であっても有害であり、合理的に達成可能な限り低く管理されるべきであるというものである。「むしろ低線量は体にいい」という主張は、「低線量の放射線は管理する必要はない」と受けとられてしまう。

「私の同僚も低線量の放射線治療で病気が治った」という主張にも疑問符がつく。確かに放射線ホルミシス効果を称する医療行為を行う施設は存在するが、それらは代替医療に含まれた明確な根拠のないものである。放射線ホルミシス効果の存在自体が不明確であるのに、治療に応用するのは先走りすぎだ。また、放射線ホルミシス効果が将来的に証明されたとしても、少量の放射線によって、すでに発症した病気が治るかどうかは別の問題である。

日本のクリニックで行われているホルミシス療法として、『ホルミシスルーム』なるものがある（※2）。ラドンガスを発生させる装置を部屋に設置したり、微量放射線とラドンガスを発生させる鉱石（おそらくラジウム）を床に敷き詰めたりしている。ホルミシス療法の効能として、抗がん作用、若返りや老化防止、難病の回避と治癒などが挙げられているが、効果を証明した臨床試験等の提示はされていない。「効果が期待できる症状」として、疲労、肩こり、腰痛、むくみなどなど、多くの症状が挙げられているのは、ホルミシス療法が万能療法として扱われていることを示している（18ページ参照）。

あるいは『ホルミシスベルト』『ホルミシスブレストバンド』『ホルミシスメディカルローラー』なるオリジナル

効果が期待できる症状

・疲労	・便秘	・生理不順	・花粉症
・肩こり	・冷房症	・生理痛	・神経痛
・腰痛	・体が冷える	・潰瘍性大腸炎	・打撲・捻挫
・むくみ	・アンチエイジング	・クローン病	・むちうち
・糖尿病	（しみ、しわ、たるみ）	・自己免疫疾患	・関節リウマチ
・脳卒中	・美肌効果	・更年期障害	・喘息
・動脈硬化	・自律神経失調症	・メニエール病	・アトピー
・各種がん	・パーキンソン病	・高血圧	
・頭痛	・アルツハイマー	・肌が荒れる	

（※2）より引用して作成

のホルミシス治療器を作成・使用しているクリニックも存在する（※3）。もちろん、保険はきかないため、全額自己負担の自由診療である。

ホルミシス関係の商品も多数売られている。ホルミシス入浴剤、ホルミシスジェル、ホルミシスショール、ホルミシス枕カバー、ホルミシスふとん、ホルミシスアイマスク、ホルミシスネックレス、ホルミシス温浴カプセル、ホルミシスボール（お風呂や飲料水に入れて使用する）など、なんでもありの状態だ。

東京都が「微量放射線による効果・性能をうたった商品」について調査を行ったところ、以下のような結果であった（※4）。

---

①商品から、微量の放射線が出ているとしても、販売事業者が提出した試験結果からは、「それが人体に効果がある」と結論付けることはできなかった。したがって、広告の中で「ホルミシス効果がある」等と断定的に表示することは、客観的事実に基づくものと認めることはできない。

②「北投石」や「ガスタイン鉱石」などの健康上の効果をうたった表示（たとえば、「血流をスムーズにして、細胞を活発にします」等）と当該商品に「ホルミシス効果があること」との

関連性については、表示の根拠として提出された資料からは不明確であり、客観的事実に基づくものとは認められなかった。

③今回の調査対象とした商品は、すべて通信販売によるものであったが、販売事業者の中には、販売商品に関する十分な情報や根拠を持たないまま、広告の表示を行っているものがあった。

もっともな結果である。東京都は販売事業者に対し、「景品表示法を遵守するよう指導した」とのことである。放射線ホルミシス効果を謳う医療や商品の効果は証明されていない。効果があるとしても小さく、もしかしたら有害かもしれない。効果の不明確なものにお金を使うより、普通に温泉に入ったほうがいいだろう。

※１　朝日新聞『低線量放射線　体にいい』２０１１年５月５日
※２　ホルミシス療法の効果－大阪 みうらクリニック－国内最大級の広さ https://www.miura-cl.jp/hormesis/
※３　放射線ホルミシス療法－ブルークリニック青山 内藤統合医療センター　http://blue-clinic-aoyama.com/?cat=57
※４　「微量放射線による効果・性能をうたった商品」の表示に関する科学的視点からの調査結果について－東京くらしＷＥＢ http://www.shouhiseikatu.metro.tokyo.jp/torihiki/etc/080522radium.html

＜参考＞
・ホルミシス臨床研究会　http://thar.jp/

エネルギー療法

NAETでアレルギーが治る?

代替医療はきわめて多様であり、想像を絶するようなものがあるが、その中でも『ＮＡＥＴ《エヌエーイーティー》』は異彩を放っている。ＮＡＥＴとは、インド生まれのカイロプラクターであるデビ・Ｓ・ナムブドゥリパッド氏が開発した「東洋理論医学を用いた診断法とカイロプラクティック理論を用いた施術法」なのだそうだ。あまり知られていないようだが、日本語のオフィシャルウェブサイトもある（※1）。サイトで、ＮＡＥＴによる施術でアレルギーが除去できると主張しているのだが、そのアレルギーは我々が知っているものとはちょっと違う。

ＮＡＥＴ®でいうアレルギーとは、個人のもつエネルギーと反発し、その結果個人の持つエネルギーを下げてしまうもの全てのことをさします。ですからアレルギーを引き起こす原因も、卵やほこり、ダニ、化学物質だけではありません。全ての食べ物、飲み物、薬、吸い込むもの、身に付けるもの、触るもの、見るもの、聞くもの、環境因子、感染物質、人、動植物、感情・信念など、この世に存在するすべてのものがアレルギーの原因（アレルゲン）となりうるという考えです。

医学用語としてのアレルギーは、過剰な免疫反応のことを指す。たとえば、スギなどの花粉に対して過剰な免疫反応が起こった結果、鼻水やくしゃみ、目のかゆみが起こるのが花粉アレルギー（花粉症）である。しかし、NAETでいうアレルギーは、医学用語でいうアレルギーとは異なる。ニセ科学では、しばしば本来の意味とは異なる概念に対して科学用語が使用される。本来は物理学の専門用語である波動という言葉を用いて、「よい波動が病気を治す」などと主張されたりする。NAETのアレルギーも同様で、無理に医学用語を使わないほうがいいと私は思うのだが、やはり「医学っぽさ」の演出のために必要なのだろう。

NAETでいうアレルギーが引き起こす症状は、くしゃみや鼻水、咳、湿疹だけでなく、「さまざまな痛み・かゆみ・しびれ・めまい・不眠・睡眠障害・下痢・便秘・吐き気・頭痛・耳鳴り・中耳炎・外耳炎・ドライアイ・眼精疲労・慢性疲労・倦怠感・高血圧・低血圧・貧血・糖尿・血尿・タンパク尿・おねしょ・しみ・脱毛・パニック・うつ・多動・学習障害・自閉・各種過敏症など、実に350以上もの症状」があるそうだ。多くの症状がアレルギーによって起こると説明することで、施術の対象者が増えるわけである。

さらに、NAETの「アレルギー除去の施術」も独特である。施術自体はカイロプラクティックと同様だが、その独自性は代理人を使った施術にある。施術を受けた本人の肩こりや腰痛を改善するならまだありそうな話だが、患者さん本人ではなく代理人に対して施術を加えても、同様の治療効果があるというのだ。信じがたい。むろん、NAETを信じている人は、なんらかの未知のエネルギーの流れなどによる説明をするのであろう。しかし、もっと簡単で合理的な説明がある。NAETによる施術には効果はなく、効果があると誤認しているにすぎないという説明だ。

同サイトには、NAETの開発者であるDr.デビが関わった症例も紹介されている。

彼女は、ミルク・ナッツ・魚などにアナフィラキシーがあり、過去にそれらのアレルギー除去を済ませていました。そんな彼女が先日心筋梗塞様の症状でICUに緊急入院しました。Dr.デビは、発作を起こす前に彼女が口にしたナッツとミルクの組み合わせが原因だと彼女の担当医に話しましたがもちろん取り合ってくれません。

担当医は心筋梗塞に準じた薬物治療を行ないますが一向に改善しません。血圧も低く尿も出ないという、かなり重篤なショック状態が続きました。

Dr.デビは、病室で代理人を使って、彼女に対してナッツとミルクの組み合わせに対するアレルギー除去を行ないました。急性問題ですから、40回という回数が必要でした。

39回終わったところまでは何の変化もありませんでした。

ですからDr.デビも、内心冷や冷やしていたそうです。

「これが最後」と40回目の施術を行なったその時から、何と血圧が上がってきたそうです。

そしてそれに伴い尿も出てきたそうです。

これを見て彼女の担当医も、原因はアレルギーだったのかな?.?.と言っていたということですが、順調に回復し患者さんはすぐ退院できました。


この症例は、重篤なアレルギー反応で血圧低下や呼吸困難を引き起こし、ときには死に至ることもある『アナフィラキシー・ショック』として説明可能である。患者さんは、ＩＣＵで通常の治療を受けた。それなのに、患者さんに触れもしなかったDr.デビが「自分の施術で治った」と思い込んでいる。どう考えても、通常の医療によって回復したと考えるのが妥当である。このように、NAETの施術には効果がないが、施術自体はほぼ無害である。
しかし、NAETは潜在的に危険である。なぜか。以下の手順で、アナフィラキシーを治せると主張しているからである。

実際にアナフィラキシー反応を起こすアレルゲンを使ったり、口にできるまでには、必ず決められた手順を踏みます。

・第1に、アナフィラキシーを起こすアレルゲンに対する施術は必ず代理人を用います。患者さんはアレルゲンサンプルには一切触れることはありません。
・第2にアレルゲンに対する施術が成功したら、実際に口にしたり、使うまでには、またさらに決められた手順を重ねることになります。
・ガラスビンに入れたアレルゲンを直接持つ。これを違う日に3回行ないます。苦しくなるとか、熱くなるとか、脈が上がるとか、なんらかの問題があれば、施術をさらに重ねます。
・それから直接手に持ちます。これをまた違う日に3回行ないます。
・3回とも問題なければ、食べ物なら直接口に含みます。これも違う日に3回行ないます。

・3回とも問題なければ、身体の許可を得た上で、少量飲み込みます。

通常の医学用語でいうアレルギーに対し、ごく少量のアレルゲン（アレルギー原因物質）から馴らしていくという『減感作療法《げんかんさりょうほう》』という治療法は確かにある。しかし、NAETの施術は、減感作療法の表面だけを真似したにすぎない。代理人に対する施術やガラス瓶に入れたアレルゲンを持つことには、なんの意味もない。そして、「食べ物なら直接口に含みます」の時点でアナフィラキシー・ショックが起こる可能性がある。きわめて危険だ。

そもそも、Dr.デビが病室で代理人を使って施術した患者さんは、「Dr.デビの施術でアレルギー除去が済んだ」と誤認させられたから、ナッツとミルクを口にし、ICUに緊急入院することになったのではないか。そう考えると、この症例はNAETの体系が人を殺しかけたが、幸いにも通常の医療によって救命された事例であるように私にはみえる。

※1　NAETとは - NAET JAPAN オフィシャルウェブサイト　http://www.naetjapan.com/contents/about_nae：html

＜参考＞
・「ニセ科学」入門　http://www.cp.cmc.osaka-u.ac.jp/~kikuchi/nisekagaku/nisekagaku_nyumon.html

エネルギー療法

オーリングテストは科学的?

オーリングテストとは、筋肉の緊張を利用して、病気の診断や薬剤の選択を行う手技のことである。いくつかの変法があるが、基本的には人差し指と親指でアルファベットの「O」のような輪を作り、指が離れるのに抵抗する力を測ってテストする。

私自身、二度ほどオーリングテストを受けたことがある。最初は、私が子どもの頃の話。めったに病気にならない子どもだったが、風邪か何かで近所の診療所を受診したところ、そこの医師がオーリングテストを使って薬を選んでいた。患者(子どもである私)が片手に薬を握り、反対側の手の指で輪っか(オーリング)を作る。オーリングテストを信じている人たちの主張によれば、握っている薬が合うなら筋力は強まり、逆に薬が合わなければ筋力は弱まる。診断者(医師)は患者の指の輪っかに自分の指をからませて引っ張り、指が離れるかどうかで判断する。いくつかの候補の薬を試し、被験者の指が離れなかった薬を選択するというわけである。ちなみに候補となった薬は、すべて漢方薬であった。私の風邪は治ったが、薬が効いたのではなく自然治癒したのであろう。その診療所には、二度と行かなかった。

二度目は医学生のときの話。友人と一緒に行った旅行先で、たまたま知り合った70歳くらいの男性がオーリングテストを信じていたのである。男性は医師ではなかったが、なんらかの医療職だったようだ。その男性は『指力計』なる親指と人差し指の力を測る握力計のようなものを試させてくれた。いつも持ち歩いていたらしい。体によいものを握っていると「指力」が強まると言い、私たちにビニール袋入りの大豆を持たせて、もう一方の手の指力を測った。「体によいもの」のサンプルとして、大豆もいつも持ち歩いていたのだ。

何も握っていないときと比較して、大豆を握ったときのほうが「指力」は高く出た。「体によいものを握っていると指力が強くなる」と説明されたあとに測るわけだから、暗示によって力が入る

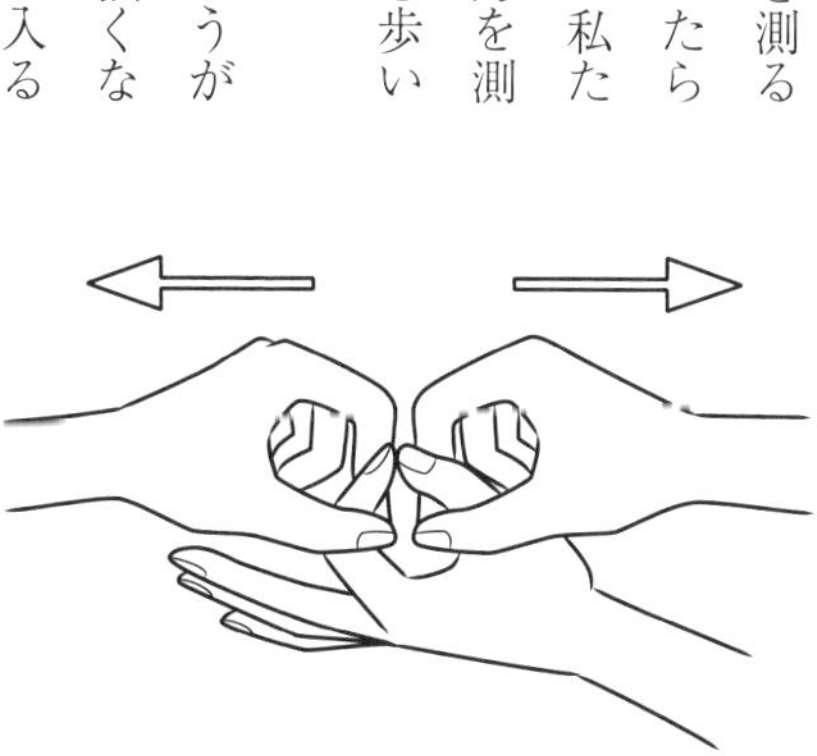

オーリングテストのやり方

診断者は患者の指の輪っかに、自分の指をからませて左右へ引っ張る。

ことはあるだろう。また、暗示以外にも指力が高くなる要因はある。私は（おそらく私の友人も）、目の前の気がよくて人懐っこいおじいさんを失望させたくない一心で、大豆を握っていたときに指により強い力を入れたことを告白しておく。

その男性は、診断者が指を引っ張って判断する主観的で不正確な方法ではなく、指の力を数値で測定する「客観的で科学的なオーリングテスト」を普及させるべきであると力説した。しかしながら、いくら指力を正確に測定したところで科学的であるとは言えない。なぜなら、思い込みが結果に影響することもありうるからである。大豆を握っているときに指力が高く出たからといって、必ずしも大豆が体によいことを示しているとは限らない。単に被験者が大豆は体によいと思い込んでいることを反映しているだけかもしれない。

本当にオーリングテストが有効であるかどうかを科学的に検証するには、被験者自身が何を握っているのかを知らされずに指力を測定する必要がある。つまり、盲検試験だ。被験者が何を握っているのか知らないにもかかわらず、たとえば大豆を握っているときには指力が高く、一方で対照（大豆と手触りが似ている毒物がいいだろう）を握っているときには指力が低く出るのであれば、オーリングテストが何かしら機能していることが示される。（ただし、何かしらの機能があったとしても、それが健康によいという機能かどうかはわからない）。

いずれにせよ、私の知る限りにおいては、オーリングテストが機能していることが再現性よく盲検試験で示されたことはない。というか、オーリングテストを信じている人たちの多くは、盲検試験の必要性について、あまりご理解されていないようにみえる。

私が子どもの頃に体験したように、オーリングテストを使用している医師たちもいる。驚くことに医学会もある（※1）。日本バイ・ディジタルO－リングテスト医学会という組織があり、そのウェブサイトでは、「バイ・ディジタルO－リングテスト創始者大村恵昭先生による筆記・実技・面接試験を受けて、バイ・ディジタルO－リングテストに相当の知識と経験があり、実力があると認められた先生」として認定医が紹介されている。

ちなみに、学会を名乗るための規制などは存在せず、勝手に名乗ることができる。医学関係の学会がどのくらい信頼できるのか、あるいは公的な性格を持つかどうかを判断するには、日本医学会に属しているかどうかが指標のひとつになるだろう。私は日本内科学会や日本消化器病学会の会員であるが、これらの学会は日本医学会に属している。日本バイ・ディジタルO－リングテスト医学会は、日本医学会に属していない。

フランスの医師がホメオパシーを使うのと同じように、科学的根拠に乏しいことを承知のうえで、方便として医師がオーリングテストを使うというのなら、まだ理解できなくもない（それにしたってヨーロッパで伝統的に使われてきたホメオパシーと、別に日本で使われてきてもいないオーリングテストを同列には置けないが）。だが、本気でオーリングテストを信じている医師がいるようなのだ。

そのひとりが、日本バイ・ディジタルO－リングテスト医学会の認定医リストに名前が載っている医師・豊岡憲治氏だ。彼のコラムによると、じつにさまざまなものが体に悪いとされている。蛍光灯や携帯電話が体に悪いという主張はわからないでもない。その他に、洗濯表示のタグ、髪を束ねるゴム、ピアス、イヤリング、結婚指輪、ティッシュペーパーの箱、空のごみ箱、段ボールの箱、中華鍋、ノック式ボールペン、羽子板、琴、オルゴール、シャープペンシル、鉢植え、テーブル、ウォーターベッド、針金のハンガー、冷蔵庫にメモ用紙を貼るためのマグネット（磁石）などが悪いとされている。電磁波を発しているのだそうだ。

これでは、むしろ体に悪くないものを探すほうが難しい。体に悪いものを取り除いた結果、豊岡氏は「寝室には何も置いてない」。蛍光灯がないため、「朝は自然に明るくなり、夜は自然に暗くなる状態」である。おそらく豊岡氏は、蛍光灯やティッシュペーパーの箱が体に悪いと心から信じているのだろう。その思い込みを反映して、オーリングテストでは「体に悪い」という結果が出る。

豊岡氏が寝室から「体に悪いもの」を取り除くのは個人の自由である。問題は、患者さんだ。豊岡氏は、完全予約制の自費診療のクリニックで診療を行っている。体によいという判定が出るならまだいい。問題は、オーリングテストで体に悪いという判定が出た場合である。ティッシュペーパーの箱が体に悪いなどと吹き込まれた患者さんは、本来は必要のない生活の制限を受けることになる。あるいは暗示によって、実際に体調が悪くなることだってありうるのだ。

普通の医師も、飲酒や喫煙を控えるよう患者さんに言うことはある。しかし、それは科学的根拠に基づいてのことである。科学的根拠に乏しいオーリングテストの結果で、医師が患者さんの不安を煽るのは、きわめて問題があると言わざるを得ない。

※1　BDORT概要について－日本バイ・ディジタルO－リングテスト医学会　http://www.bdort.net/as/gaiyou.htm

＜参考＞
・ASIOS編『謎解き超科学』彩図社「オーリングテスト」とはなにか
・医師・豊岡憲治さんの嘘のようなホントウの話　http://www.9393.co.jp/toyooka/index.html

エネルギー療法

気功で、がんが消える?

「気功」とは、一定の定義はないものの、目に見えないなんらかのエネルギーの流れとされている。「気」の存在は科学的に証明されていないが、東洋医学系のエネルギー療法として「気」が病気を治すと主張されているのだ。気による施術を行う施設は多数あるが、ある施設のウェブサイトには「気功による癌(ガン)の克服」という、以下の体験談が掲載されている(※1)。

71歳の男性で無職。2005年2月13日、排尿ができず、腹部がパンパンに腫れてきたので検査したところ、前立腺ガンの疑いがあるとのこと。針を刺しての検査を翌月にするということで、その間に息子さんが私の教えた気功をして検査。医者が「長年やっているが、こんなのはおかしい」と不思議がっていたとのことです。前立腺ガンが治ったため、気功をあまりしていなかったら、2005年11月19日、突然尿から大量出血のため緊急入院。急激にやせて、痛みのためにベッドから出られない状態で、膀胱ガンの疑いがあり検査したらマーカーの数値（NMP－22）が976.2U／ml。

2005年12月20日から毎日、背中、手、足のつぼを開き、頭、周天、腎臓の施術を始めた。痛みも無くなり、体重も少し増えてきた。

2006年1月6日、膀胱鏡による検査をしたところ「膀胱内に明らかな腫瘍所見を認めません」との診断。

その頃には痛みもなく、元気に歩いていた。

その後、経過観察となった。


ウェブサイトには、カルテや検査結果のコピーも掲載されていたので検証してみた。すると、前立腺がんについては「がんが治った」のではなく、「がんの疑いがある」と言われて検査したところ、がんではなかったというだけの話だった。膀胱がんも同様だ。「マーカーの数値（NMP－22）」は膀胱がんなどの尿路上皮がんだけでなく、「突然尿から大量出血」するような出血性膀胱炎などでも上昇することがある。つまり、この症例は初めから膀胱がんではなく、別の病気でマーカーの数字が上昇していたことが、膀胱鏡による精密検査で明らかになっただけと考

えられる。

興味深いことに、患者さんのご家族は「担当医師より悪性のがんであると告知された」と思っていらっしゃった。しかしながら、ウェブサイトに掲載されているカルテのコピーには、「（家族へは）がんの疑いが強いと話す」という記載はあれども、「悪性のがんであると告知した」という記載はない。カルテの記載が正確でないという可能性もありうるが、それよりも「がんの疑いが強い」という担当医師の説明を、ご家族が「がんである」と誤解して受けとった可能性のほうが高いように思う。

よほど強い証拠がない限り、医師は断定的な説明をしない。まだ精密検査もしていないのに「悪性のがんである」と告知し、精密検査の結果によってがんではないと判明したら、どうだろうか。患者さんからの信用を失うばかりか、「不正確な説明で不安にさせた」などと訴訟になる可能性だってある。そのため、精密検査前に医師が「がんである」と告知する理由はない。

一方で、患者さんあるいはご家族の立場を考えてみよう。突然に「がんの疑いが強い」と説明されて、正確に理解できるであろうか。「がんの疑いが強い」という説明を、がんの告知だと誤解することは十分にありうる。これが、体験談が証拠とみなされない理由のひとつである。

同じように掲載された別の事例も見てみよう。

２００５年1月27日の人間ドックのＰＥＴ検査で腫瘍が見つかり、同時に行った血液検査でも扁平上皮ガンのマーカーＳＣＣが高いと診断されました。喉頭ガンなど（他に悪性リンパ腫など）の疑いがあるので、すぐに耳鼻咽喉科での受診を勧められました。

直後に気功施術を受けるため来院、それから月1、2回くらいのペースで施術を受け続けた。彼が耳鼻咽喉科での内視鏡や超音波検査などの検査を進めるうちに、病気が大分良くなったように感じたので、再び検査を受けることを勧めたところ、4月に行ったＰＥＴ検査で腫瘍らしき存在が消失し、5月に出た腫瘍マーカーの値も正常になっていた。耳鼻咽喉科の検査は、その時点で打ち切りとなり、その後は経過観察となった。

このケースもまた、がんであるという診断はついていない。「ＰＥＴ検査で腫瘍が見つかり」とあるが、ＰＥＴ検査では腫瘍であるという確定診断はできない。ＰＥＴ検査は腫瘍がブドウ糖を取り込むことを利用した検査だが、炎症組織も腫瘍部分と同様にブドウ糖を取り込むため、腫瘍と炎症の鑑別が困難である。つまり、「ＰＥＴ検査で腫瘍が見つかり」ではなく、正確には「ＰＥＴ検査で腫瘍を疑う病変が見つかり」であろう。また、「扁平上皮ガンのマーカーＳＣＣ」

も、がんでなくても上昇することがあり、それだけではがんの確定診断はできない。

耳鼻咽喉科の医師が、病変部分を採取する検査を行わず、のんびりと内視鏡や超音波検査などの検査を行っていたのは、がんである可能性はそれほど高くないと考えていたからではないだろうか。

結果的には、数か月後のPET検査で病変は消えたわけなので、最初のPET検査で見つかったのは腫瘍ではなく、リンパ節炎などの良性疾患であったと考えられる。「がんの可能性もあるので経過を観察し、結果的にがんではなかった」という、臨床医にとってはよくある話だ。

このように体験談は、ある治療法に効果があるという証拠にはならない。初めから病気ではなかったというパターン以外に、自然治癒したというパターンもある。

しかし、風邪などとは違って、がんは一般的には自然に治らないものだ。がんが本当に治ったのなら、体験談でも効果があるという証拠になるのではないか?

結論から言えば、がんについても体験談は証拠にならない。患者さんの体験がうそだと言っているわけではない。しかし、がんに効果があったという体験談の多くは、その治療法に効果がなくても説明が可能である。よくあるパターンは標準医療の併用である。健康食品の宣伝などで、「がんと診断され、○○健康食品を始めました。病院で治療を受け、その後は再発もなく、今も○○健康食品を続けて元気です」という体験談をよく見る。実際に、病院で受けた治療によって治る人はごまんといる。よって、○○健康食品が効いたという証拠にはならない。

ちょっと怖いパターンとしては、じつはがんが治っていなかったというものもある。「早期胃がんを○○療法で治した」と言いつつ、「3年後に進行胃がんが再発して手術を受けた」という体験談がある。早期胃がんは、治ったのではなく徐々に進行していたのであろう。治ったと誤認したのは、いわゆる胃透視（上部消化管X線検査）で異常が見つからなかったからであった。早期胃がんは、胃透視では見落とすことがある。

さて、体験談が治療の効果を保証しない理由として、①そもそも病気ではなかったかもしれないこと（または自然治癒したかもしれないこと）、②併用した病院での治療が効いたかもしれないこと、③病気が治っていなかったかもしれないことを挙げた。体験談が証拠にならないことを知っていれば、気功に限らず、インチキ治療法に騙されないで済む。体験談が列挙されているだけの「○○療法が効く！」という本もよくあるが、信用できないものばかりである。

※1　論文『気功による癌（ガン）の克服』http://www.daimeikikou.com/ronbun.html

独自療法

がんに炭酸水素ナトリウムが効く？

がんの原因と治療に関して、あるユニークな主張がある。イタリアの元医師、トゥリオ・シモンチーニ氏によると、がんの原因は真菌感染だという。真菌とは、カビや酵母の仲間のこと。病原体として最もよく知られている真菌は、水虫やたむしの原因となる白癬菌だろう。他にもカンジダ、クリプトコッカス、アスペルギルスなどの真菌が臨床上問題になる。

もちろん、がんの原因は真菌感染ではない。多くの医師は、シモンチーニ氏の説を聞いたこともないだろう。学会や医学雑誌で主張しているわけではないからだ。では、どこで主張しているかというと、『シモンチーニがんセンター』というウェブサイトにおいてである（※1）。

シモンチーニ氏によると、遺伝やウイルス感染、化学物質、放射線ががんの原因であるという「今までの医学」は「全くの誤り」なのだそうだ。なぜシモンチーニ氏は「化学物質や放射線ががんの原因になることもあるが、真菌が原因となることもある」という控えめな主張にとどまらず、現代医学を否定するのだろう? これは推測だが、現代医学を否定することで得られる顧客があると期待しているのではないか。

シモンチーニがんセンターは、明らかにビジネス目的である。現時点(2014年5月)では、セカンドオピニオン費用24000円～、海外の病院での受診は初診料31500円、治療相談料21000円とある。治療費は、脳150万円～、その他88万円～などである。現代医学に不信感を持つ患者さん(ウェブサイトによると「現代の癌の3大医療である抗がん剤や放射線治療に対して疑問を持っていらっしゃる方」)が対象である。

そもそも、いったいどのような方法で、がんの原因が真菌であることがわかったのだろうか。根拠らしきものは提示されていないが、強いて言えば、「癌細胞はたいていは白い」というのが根拠のようである。水虫などの真菌に感染した皮膚は白くなるがゆえに、「この事実とまったくおなじ事が体内でも起きているという状態ががんである」ことをシモンチーニ氏は発見したそうだ。要するに「がんは白い。真菌も白い。よってがんは真菌である」ということらしい。

そもそも「癌細胞はたいていは白い」という前提からして誤りなのだが、別にそのようなことを知らずとも、「がんは白い。真菌も白い。よってがんは真菌である」という主張が成立しないことはわかる。論理学の問題である。「郵便ポストは赤い。リンゴも赤い。よって郵便ポストはリンゴである」と言えるだろうか?

真菌ががんの原因であることを証明するのは、わりと大変だ。色が同じであることは根拠にはならない。がんの組織を顕微鏡で観察したときに、同時に真菌も観察できたとすれば、傍証くらいにはなる。証明ではなく傍証に過ぎないのは、がんのために免疫力が低下して真菌感染したという可能性を否定できないからだ。その場合、真菌ががんの原因ではなく、がんが真菌感染の原因ということになる。なお、シモンチーニ氏は、傍証さえも提示していない。

真菌ががんの原因であることを証明するには、動物を真菌に感染させてがんを発生させるという実験や、真菌に感染した患者さんを追跡調査してがんになるかどうかを観察する疫学研究が必要である。たとえば、喫煙が肺がんの原因であることは、喫煙者集団を追跡調査した疫学研究によって証明された(196ページ参照)。こうした動物実験や疫学研究を行って、がんと真菌の因果関係が証明されたとしても、言えるのは「真菌が原因となるがんもある」までで、他のがんの原因を否定することはできない。化学物質や放射線ががんの原因であることを否定しているシモンチーニ氏の主張は、まったくの論外である。

シモンチーニ氏は、がんの原因のみならず、治療についてもユニークな主張をしている。なんと炭酸水素ナトリウム(重曹)を使用することで、がんの治療が可能だそうだ。だが、炭酸水素ナトリウムでがんが治ることを証明した臨床試験はおろか、症例報告さえ示していない。その代わりにウェブサイトには、「子宮体癌の患者のインタヴュー」「脳癌の患者のインタヴュー」などの動画が貼られている。ちなみに「脳癌」という表現は一般的ではなく、普通は『脳腫瘍』と言う。

患者さんのインタビューは、いわゆる体験談に過ぎず、シモンチーニ氏の治療法が有効であるという証拠にはならない。患者さんが病気を誤認しているかもしれないし、他の有効な治療を受けたのかもしれない。少なくとも症例報告がなければ、専門家の検証には耐えない。患者さんが受診したきっかけ、これまでかかった病気、受けた検査の結果、がんと診断した根拠、受けた治療法、がんが治ったと判断した根拠などが提示される必要がある。

症例報告らしきものなら、シモンチーニがんセンターのウェブサイトにもあった。「炭酸水素ナトリウム投与で腫瘍塊が頻繁に飛躍的な退縮することを表す」ケースが紹介されていた。超音波検査によると、10㎝超の肝がんが、肝動脈から炭酸水素ナトリウムを投与することで3㎝に退縮したとあった。しかし、提示されている画像からは退縮が認められない。というか、超音波検査の画像ではなくCTの画像だった。日本語に翻訳する過程で間違えたのかもしれないと思い、英語のサイトも確認したが、やはりCT画像を超音波検査画像として提示していた。

つまり、シモンチーニがんセンターのウェブサイトの作成者は、CT画像と超音波検査画像の区別がついていないわけである。他にも医学的な誤りが散見された。ウェブサイトの作成者は、明らかに基本的な医学的知識さえ持っていない。

それでも現代医学では治せないほど進行したがんの患者さんは、どうせ治らないのであれば、こうしたインチキ医療に一縷の望みを託すかもしれない。しかし、シモンチーニ氏の治療法だけはやめておいたほうがいい。なぜなら、単に効果がないだけでなく、治療法そのものが有害だからだ。炭酸水素ナトリウムは少量なら無害だが、大量に点滴静注すれば代謝異常を引き起こす。シモンチーニ氏の治療による死亡事故も起きている。そのため、すでにイタリアにおいて、シモンチーニ氏は医師免許を剥奪されているのだ。

※1　Simoncini Cancer Center　http://www.simoncinicc.com/

＜参考＞
・トゥーリオ・シモンチーニのがん治療についてのまとめ - 幻影随想　http://blackshadow.seesaa.net/article/155335894.html
・CT画像とエコー画像の区別もできないシモンチーニ氏のウェブサイト　http://d.hatena.ne.jp/NATROM/20120511

独自療法

千島学説の治療でなんでも治る？

現代科学の基礎的な事実（定説）を真っ向から否定している学説がある。そのひとつが、千島学説だ。1963年から千島喜久男博士が提唱した千島学説は、多くの面で定説に反していて、以下のような8つの独自原理を持っている。

第1原理：赤血球分化説
第2原理：赤血球と各種細胞や組織との間の可逆的分化説
第3原理：バクテリア（細菌）やウイルスの自然発生説
第4原理：細胞新生説
第5原理：腸造血説

第6原理：遺伝学の盲点
第7原理：進化論の盲点
第8原理：科学研究の方法論としての心身一如の生命弁証法

この中でも、中心的な主張は、細胞は赤血球から分化して生まれるという『赤血球分化説』である。もちろん、定説では細胞は細胞分裂によって増える。テレビ番組等で、受精卵や細菌が細胞分裂によって増える映像を見たことがある方も多いだろう。現在の科学では、ＤＮＡの複製の仕組みや染色体の構造などの詳細についてもわかってきている。

ところが千島学説は、この細胞分裂を否定している。人間の細胞は細胞分裂によって増えるのではなく、赤血球が分化して生じるというのだ。その主な根拠は、千島博士による顕微鏡下での観察である。千島博士は顕微鏡下で、赤血球の体細胞への分化を観察したという。しかし、当時はもちろん、顕微鏡の性能が進歩した現在においても、ごく少数の追従者を除いて千島博士が見たものを観察した人はいない。

また、千島学説では赤血球や白血球などの血球は小腸で食べ物が変化して造られるとされるが、事実としては哺乳類の成体において血球は骨髄で造血幹細胞が増殖・分化して生じる。だ

造血幹細胞とその細胞系統の図

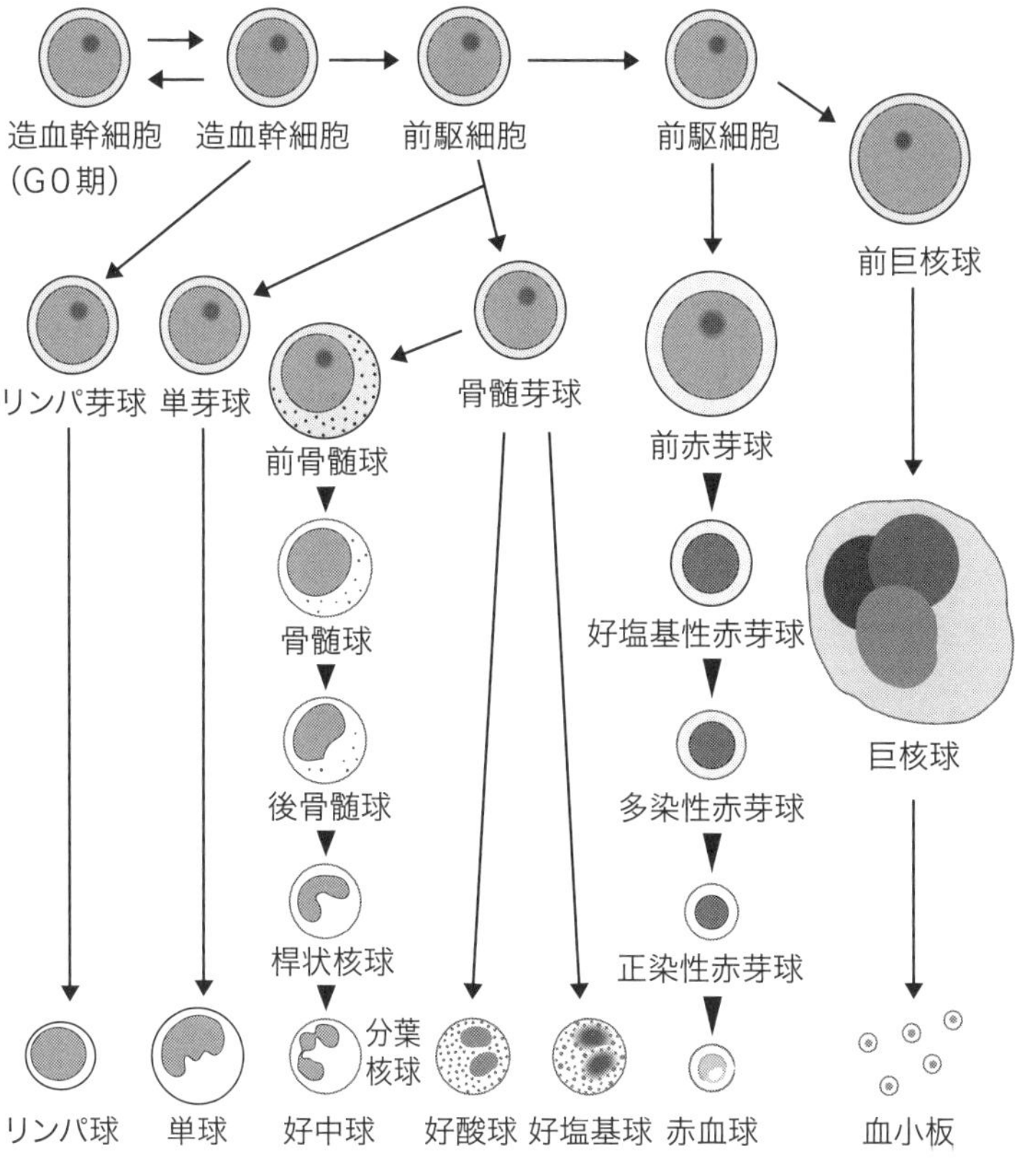

（※1）より作成

から、実験動物に大量の放射線を照射すると造血幹細胞が破壊され、造血ができなくなって死に至る。ところが、健康な同種の動物の骨髄細胞を注射すると、造血能が回復して生き延びる。

前ページの図で示したように、健康な人間の成人の骨髄にも造血幹細胞をはじめとして、さまざまな分化段階の血液細胞が存在することが観察できる（千島学説と違い、世界中の医師や研究者が何度も観察した）。だから、白血病などの血液系のがんにかかった患者さんに対して強力な放射線療法や化学療法を行い、造血細胞もろともがん細胞を根絶し、健康なドナーの骨髄細胞を移入する『骨髄移植』という治療法があるわけだし、骨髄移植後の患者さんはドナーと同じ血液型になるのだ。

造血の場は骨髄ではなく小腸であると主張する千島学説では、右記のようなさまざまな事実を説明することができない。ちなみに小腸を全摘出しても、吸収障害による栄養不良は起こりうるものの、適切な栄養補給が行われていれば造血障害は起こらない。

造血だけではなく、がんについても千島学説は現代医学と著しく矛盾している。細胞分裂を否定しているということは、がんに関する定説をほとんどすべて否定していることになる。がんとは、自律的に無制御に増殖し、周囲の組織を破壊したり、遠くの臓器に転移したりする細胞集団のことを指す。がんの診断は、基本的には組織を顕微鏡下に置き、異常な分裂像を観察することで行われる。腫瘍細胞を培養して増やすこともできる。

千島学説では、これらの事実を無視し、がんは腫瘍細胞が分裂・増殖したものではなく、汚れた赤血球からできると考える。汚れた赤血球は悪い食べものに由来しているため、千島学説に基づいたがんの治療法は、断食を含めた食事療法ということになる。

ごく基本的な生物学の知識を持っている人ならば、細胞核を持たないヒトの赤血球が腫瘍細胞になど変化するわけがないことを理解できる。赤血球ががんに変化するならば、DNAやDNAが含まれる細胞核が、自然に発生したとでも考えなければなるまい。まさしく千島学説の支持者は、細胞核どころか細胞そのものすら自然発生すると考えているのだ。

だから、感染症についても、千島学説はきわめてユニークな考え方をする。咳や痰や発熱などの症状がある患者さんから、結核菌が検出されたとしよう。通常の医学では体外から結核菌が入り込み、体内で増殖して病気を引き起こしたと考える。しかし、千島学説においては、結核菌が体内で自然発生したと考えるのだ。

このように千島学説では、有機物が融合して、ウイルスや細菌が生じるとされる。病原体だけでなくゾウリムシも自然発生する。千島学説を支持するサイトには「バクテリア集団から原生動物（ゾウリムシ）の自然発生を示す」顕微鏡写真が掲載されている。私には何か壊れた細胞の集合体にしか見えない。しかし、千島博士と追従者はゾウリムシの自然発生を観察したと思い込んだのだ。

ワトソンおよびクリックによるＤＮＡの二重らせん構造の発見が１９５３年、コッホによる結核菌の発見が１８８２年、パスツールによる自然発生説の否定が１８６１年である。千島学説は１５０年以上も前に明らかになった科学的事実を真っ向から否定している。

その支持者は、「学会が千島学説を認めないのは、現代医学を根底から覆すがゆえにタブーとなっているからだ」などと主張する。しかし、千島学説が科学者集団に認められていないのは、単に事実に基づかない荒唐無稽な説だからである。腸造血説くらいならば可能性は否定できないと思う方でも、いくらなんでもゾウリムシの自然発生はありえないことはご理解いただけるだろう。

千島学説を支持する医師は、自由診療のクリニックにて、自然治癒力を高めると称する食事療法をはじめとした根拠不明の代替医療を行っている。食事療法自体は、玄米や大豆を推奨して動物性たんぱく質を控えるマクロビオティック的な食事であり、健康な人がとる分にはさほど害はないと思われる。しかしながら、低栄養状態の患者さんの病状を悪化させる恐れがあるし、病状を悪化させないとしても根拠に乏しい食事制限は患者さんの生活の質を落とす。医師は、食事を楽しむという患者さんの人生の喜びを安易に奪ってはならない。

それに、もうひとつ懸念されることがある。千島学説を支持する医師が、感染症対策を行っているかどうかである。千島学説を支持している某医師は、予防注射や防疫対策は「茶番に過ぎぬ」「無駄遣い」、活動的な体には「肝炎ビールスがある程度侵入したとしてもそれほど問題にはなるまい」と、かつての著書に書いていた。

クリニックでは血液検査を行っているが、きちんと使い捨ての清潔な針を使用しているだろうか。あるいはインフルエンザなどの感染症が疑われる患者さんが来院した場合に、隔離などの適切な感染対策を行っているだろうか。

「病原体は体内で自然発生する」と考える医師が管理するクリニックは怖いので、私は絶対に行きたくない。

※1　造血幹細胞 -wikipedia　http://ja.wikipedia.org/wiki/ 造血幹細胞

＜参考＞
・千島学説 - 新生命医学会　http://www.chishima.net/
・森下敬一『血液とガン　血は腸でガンは血でつくられる』生命科学協会
・ASIOS編『謎解き超科学』彩図社　千島学説は信用できるか?
・森下敬一主幹「国際自然医学会」公式ホームページ　http://morishita-med.jp/index.php

独自療法

難病治療のカギはソマチッド？

海外にも、日本の千島学説と同じくらいユニークな独自学説がある。カナダの「科学者」であるガストン・ネサン氏は、「血液中に小さな生命体・ソマチッドが存在し、その形態を観察することで、がんの診断ができる」と主張した。

ネサン氏は、まず『ソマトスコープ』という「画期的な顕微鏡」を発明した。ソマトスコープは3万の倍率、0．015㎛の分解能を持つと称されるが、このような性能を持つ光学顕微鏡は一般的な物理学の常識からはありえない。光学顕微鏡の分解能の限界は光の波長により、一般的には0.1～0.2㎛だとされている。電子顕微鏡の分解能が小さい（性能が優れている）のは、電子の波長が光の波長よりも小さいからだ。ソマトスコープが可視光線の物理学的限界をはるかに超える性能を持つと称されることについて、考えられる理由は概ね二つである。

①ソマトスコープは、何か未知の物理学的現象を利用している。

②ソマトスコープが通常の光学顕微鏡をはるかに超える性能を持つというのは誤りである。

ネサン氏を含め、ソマトスコープの性能を説明できる物理学的現象の存在を証明した科学者はいない。ソマトスコープが開発されてから50年以上が経つが、ソマトスコープの性能が客観的に検証されたことはない。つまり、答えは②だ。

そして、ソマトスコープを用いて、ネサン氏は人の血液を観察し、細菌やウイルスとも異なる「小さな生命体」を発見し、それを「ソマチッド」と名付けた。ネサン氏が何を見たのかはわからないが、ソマチッドの写真はネット上で見ることができる。いったいどういうわけなのか、現在ではソマトスコープではなく、普通の光学顕微鏡でもソマチッドを観察できるようである。私が見る限りでは、ごく普通の血小板か、でなければただのゴミである。電子顕微鏡をはじめとして小さい物を見る技術は進んだが、ネサン氏以外にソマチッドを発見した科学者はいない。

その後、このソマチッド理論に基づいて、ネサン氏は『714-X』と

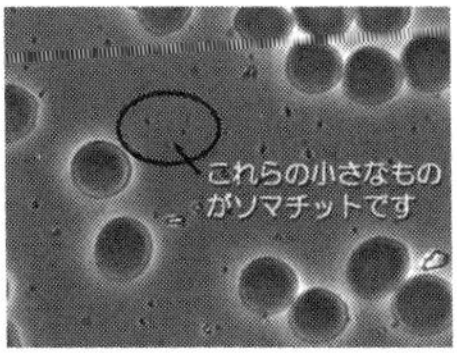

ソマチッド（ソマチット）とされている小さなものは、ゴミか血小板のように見える。大きな円形の構造物は、赤血球である。
（※1）より引用

いう薬を開発した。カナダ健康保護局の分析によると、714－Xは、水、樟脳、塩化アンモニウム、硝酸塩、塩化ナトリウム、エタノールの混合物だ（※2）。

714－Xは、「1000人の癌患者のうち750人を全快させた」と主張されているが、それにしても、なぜ994人中736人とか、1013人中765人などではなく、ちょうど1000人中のちょうど750人なのだろう？　支持者たちは、疑問に思わなかったのだろうか。治療対象がちょうど1000人というのは、まだわからないでもない。しかし、治療の結果、完治した人が偶然にも、ちょうどぴったり4分の3である750人になったとは。

「1000人の癌患者のうち750人を全快させた」というのは捏造であると、私は強く疑う。100%完治したというと治療が失敗したときに責任を問われるため、成功率を100%にしないのがインチキ医療の常套手段である。「1000人の癌患者のうち750人を全快させた」と言っておけば、もし治療が失敗したとしても「運悪く1000人のうちの250人であった」と言い逃れができる。

「失敗例の存在をあらかじめ伝えて言い逃れるのは、標準医療でも同様ではないか」という意見もあるだろう。しかし、標準医療において、たとえば「5年生存率は80%」などと説明されるとき、その根拠は明確である。何人の患者を対象に調査を行い、そのうち何人が死亡したのか、対象患者の疾患は何か、病期はどうか、年齢・性別はどうか、他の治療を併用したか、こうした情報は論文に記載され、第三者によって検証が可能である。

ひるがえって、714－Xの治療効果はどうか。治療対象となった「1000人の癌患者」の具体的な疾患は何か。大腸がんか、乳がんか、前立腺がんか、病期はどうか、進行がんなのか早期がんなのか、他の治療は併用したのか、全快したという750人は（捏造ではなく実際に存在したとして）他の治療は受けていなかったのか、何をもって完治だと判断したのか。どれもこれも、まったくの不明である。これらの情報がない限りは「1000人の癌患者のうち750人を全快させた」という話を医学の専門家は信用しない。こうした話は、医学の素人を騙すために持ち出される。

ネサン氏がすべきだったのは、まずは症例報告である。がん患者が全快したという例を一例でも経験した時点で（捏造ではなく実際に存在したとして）、「どのような患者に、どのような治療を行い、併用した治療は何で、全快したと判断した根拠はこれである」という情報を公開すべきであった。もちろん、一例では714－Xが効いたという証明にはならない。しかし、714－Xが効く可能性は示せる。その症例報告を読んだ別の医師が、714－Xを試すかもしれない。そうして714－Xが効いたという症例を積み重ねれば、きちんとした臨床試験を行うこともできただろう。しかし、714－Xの効果を証明した臨床試験はおろか、症例報告すら発表されていない（※3）。

それでも「標準医療で治らないのなら、駄目で元々で714－Xのような代替医療を試してみてもよいのでは」という意見があるかもしれない。その意見は必ずしも正しくない。理由は三つある。

ひとつは、このような治療法は、必ずインチキだからだ。画期的な治療法の話を聞いたときには、必ずこう自問してみよう。そのような画期的な治療法が存在するのであれば、なぜ普通の病院で行われないのだろうか？　その治療法をすすめる人はこう言うだろう。「がんが簡単に治ってしまっては困る医師会や製薬会社の陰謀によって、がんの治療法は闇に葬られた」と。しかし、本当の理由は「画期的な治療法」に効果があるという客観的な証拠が存在しないからだ。

もうひとつは、どうせ試すのであれば、まずは効果のある可能性の高い他の治療法を試すべきだからだ。臨床研究はおろか症例報告すらなされていない714－Xよりも、ずっと見込みのある治療法が他にあるだろう。

最後は、たとえ標準医療で完治が難しいとしても「駄目で元々」ではないからだ。標準医療で完治が難しくても、駄目な状態ではない。やれることはいくらでもある。完治ではなく延命に過ぎない治療は行う価値がないのか。あるいは延命も難しくても、症状を緩和する治療はどうか。やれることは治療に限らない。病状が安定しているうちに家族と旅行に行くのはどうか。親友と食事をすることは意味のないことだろうか。やり残した仕事を完成させるのは価値のないことか。

代替医療にはコストがかかる。お金というコストもかかるが、代替医療を探し求めたり通院したりするための時間的コストもかかってしまう。残された時間が限られているかもしれない患者さんにとって、時間は貴重なものだ。

このような代替医療を試すのは、もっと別のことに使えるはずのお金や時間を犠牲にするということなのだ。

※1　DNAの前駆体ソマチッドと活性水素水 - イルミナティ白書　http://new-mu.seesaa.net/article/369141216.html

※2　714X：An Unproven Product−Quackwatch
http://www.quackwatch.org/01QuackeryRelatedTopics/Cancer/714xhpb.html

※3　714X（PDQ®）− National Cancer Institute　http://www.cancer.gov/cancertopics/pdq/cam/714-X/patient

＜参考＞
・稲田芳弘『ソマチッドと714Xの真実　ガストン・ネサーンを訪ねて』エコ・クリエイティブ

その他

クリニックで幹細胞療法が可能？

トカゲの尻尾は、切れてもまた生えてくる。人間も小さな傷くらいなら治るが、トカゲの尻尾のようにはいかない。病気や怪我で失った手足や臓器が再生できたら、どんなにいいだろうか。

さまざまな技術を用いて生体機能の再生を目指すのが再生医療で、その鍵となるのが幹細胞だ。幹細胞とは、自己を複製する能力および他の細胞に分化できる能力を持つ細胞のことである。たとえば、山中伸弥教授によって確立されたiPS細胞（人工多能性幹細胞）が有名だろう。この研究で、山中教授はノーベル賞を受賞した。胚から得られるES細胞（胚性幹細胞）もある。iPS細胞やES細胞は、さまざまな細胞に分化できる能力を持つので、多能性幹細胞と呼ばれている。

一方、造血幹細胞をはじめとする成体幹細胞は特定の臓器にしか分化できないものの、患者さんから採取できるので臨床応用できる可能性が高い。たとえば、骨髄中にある造血幹細胞は自己複製し、白血球や赤血球といった血球に分化できる能力を持つので、病気や治療で失われた造血機能を骨髄移植によって再生させることができる。

この他、皮膚や神経、肝臓などの細胞に分化する幹細胞も知られている。たとえば肝硬変の患者さんに肝細胞に分化する幹細胞を投与することで、肝組織が再生し、肝硬変が治るかもしれない。ただし、造血幹細胞（骨髄移植）以外の幹細胞療法は、現時点においては研究段階だ。さまざまな分野で、臨床試験が進行中である。

現在、幹細胞を利用した臨床試験のほとんどが大学病院やがんセンターのような大きな病院で行われているが、幹細胞療法と称した医療を提供している民間のクリニックもある。臨床試験の結果を待っていられない患者さんもいるだろう。他に治療法のない患者さんに少しでも可能性のある治療を提供すること自体は、一概に悪いとは言えない。しかしながら、現時点での民間のクリニックにおける幹細胞療法の多くは悪徳である。

あるクリニックでは、250万円で「臍帯血幹細胞の移植治療」を提供している（※1）。

臍帯血幹細胞の移植治療は、不治の病、難病とされている多くの病気で効果が期待されています。アルツハイマー病、バージャー病（閉塞性血管性血管炎）、脊椎損傷、肝硬変、骨粗鬆症、糖尿

病（Ⅰ型、Ⅱ型）、慢性腎不全、脳梗塞、脳萎縮、小脳退歩、強皮症、自閉症、更年期障害、禿頭症、メニエール症（突発性難聴）、慢性疲労症候群、難聴など約50の病気で臍帯血幹細胞による治療が適応とされています。

このクリニックで行っているのは、臨床試験ではなくビジネスである。ここで挙げられている疾患のうち、臍帯血幹細胞の移植による効果があると明確に証明されたものはひとつもない。「臍帯血幹細胞による治療が適応とされている」という情報は不正確である。脊椎損傷などのいくつかの疾患については、確かに臨床試験が進行中であって効く可能性はあるが、自閉症や更年期障害が幹細胞治療の適応になるとは考えにくい。

その他にも間違いが多数ある。「メニエール症（突発性難聴）」とあるが、メニエール病と突発性難聴は異なる疾患である。「閉塞性血管性血管炎」というのは、おそらく「閉塞性血栓性血管炎」の誤記であろう。「小脳退歩」に至っては、そのような病気は存在しない。

副作用の情報提示も不十分である。このクリニックでは「安全性が高い」と謳っているが、きわめて疑問だ。臍帯血幹細胞を移植するということは、他人の細胞を体に入れるということであり、いわば臓器移植の一種である。肝炎ウイルス等のスクリーニングは済んでいると信じたいが、感染のリスクはゼロではない。加えて、『移植片対宿主病《いしょくへんたいしゅくしゅびょう》』を起こす可能性がある。移植片対宿主病とは、簡単に言えば、移植した幹細胞由来の免疫細胞が患者さんの体を攻撃することである。白血病などの治療として行う臍帯血幹細胞移植のあとに、移植片対宿主病が起きることがある。発熱、皮疹、下痢、肝障害などの症状を引き起こし、ステロイドや免疫抑制剤の投与が必要となり、ときには死に至ることもある。このようなリスクのある臍帯血幹細胞移植を正当化できるのは、他に治療法のない白血病のような病気が対象だからである。

では、このクリニックにおける臍帯血幹細胞移植はどうか。脊椎損傷や肝硬変ならまだしも、更年期障害にまですすめている。本当に臍帯血幹細胞を移植しているのであれば、なぜ移植片対宿主病が起きないのか。安全性が高いのが事実なら、これまでどのような患者さんに対して治療を行い、副作用を含めたフォローアップを何例に行ったか、情報を開示するべきである。

臍帯血幹細胞ではなく、患者さん自身の脂肪組織から培養した幹細胞（脂肪組織由来幹細胞）を投与するタイプの幹細胞療法もある。自分の細胞を使用するから、移植片対宿主病のリスクはない。ところが、安全かというとそうでもなくて死亡例もある。

２０１０年に京都市内にあるクリニックで幹細胞療法を受けた糖尿病の韓国人男性（73歳）が肺塞栓症で死亡した。韓国では実験的な幹細胞療法は禁止されているが、当時の日本では法律による規制がなかったために、韓国のバイオ企業が日本のクリニックに患者さんを紹介していたのだ。韓国のバイオ企業の責任者は、幹細胞療法と肺塞栓症による死亡の因果関係を認めていない（※2）。しかし、幹細胞の静脈内投与後に肺塞栓を起こす動物実験が知られている。

また、実際に韓国の症例で、脂肪組織由来幹細胞による治療を受けた男性1名と、同じ治療を受けた両親の合わせて3名が肺塞栓を起こしたという報告もある（※3）。41歳の男性が1か月前から生じた胸痛を主訴として韓国の大学病院を受診し、胸部CTなどの検査で多発性の肺塞栓症と診断された。肺塞栓を起こしやすい慢性疾患や喫煙歴がなく、なぜ肺塞栓を起こしたのか疑問に思った医師が病歴を綿密に聞いてみたところ、頸部椎間板ヘルニアに対して3回にわたって幹細胞療法を受けていたことが明らかになった。この男性の両親も膝関節症に対して同様の治療を受けていたことから検査をしてみたところ、やはり肺塞栓を起こしていた。この両親も、父親が喫煙していたことを除けば、肺塞栓を起こしやすい要因はなかった。

以上のことから、脂肪組織由来幹細胞による治療が原因の肺塞栓は珍しくなく、よって肺塞栓症で死亡した73歳の糖尿病の男性の事例も幹細胞療法が原因である可能性がきわめて高いと思われる。

新しい治療法にリスクが伴うことは仕方がないことだ。しかし、幹細胞療法のような評価が定まっていない医療を行うときには、倫理的に満たさねばならない条件がある。たとえば、治療前に患者さんに対して効果や副作用について正確な情報を開示すること、治療後のフォローやデータ収集などである。クリニックにおける幹細胞療法の多くは、この条件を満たしておらず、きわめて無責任であって倫理的に問題がある。

日本再生医療学会は「不適切な幹細胞治療」に対して警鐘を鳴らしている（※4）。悪いのは幹細胞療法ではなく、口先で「難病の患者さんを助けるため」と言いつつ、実際には金儲けのために幹細胞療法を行うクリニックである。こういうことは、がんに対する免疫療法でも行われている。先進医療を謳って高額の対価を取る自費診療には注意が必要だ。多くの疾患に効く、根拠なく安全性が高いと謳っていたりするクリニックは避けたほうがいい。

※1　再生療法（臍帯血幹細胞移植）－アベ・腫瘍内科・クリニック（アーカイブ）
https://web.archive.org/web/20140609002000/http://www.kudanclinic-bunin.com/tailor/treatment16.html
※2　David Cyranoski, Korean deaths spark inquiry, Nature 468, 485(2010)
※3　Jung JW et al., Familial occurrence of pulmonary embolism after intravenous, adipose tissue-derived stem cell therapy., Yonsei Med J. 2013 Sep;54(5):1293-6
※4　日本再生医療学会声明文　http://www.asas.or.jp/jsrm/announcements/110201.html

＜参考＞
・危険な「幹細胞ビジネス」には厳しい視線を－SYNODOS －シノドス－　八代嘉美　http://synodos.jp/science/2547

健康食品が治療に与える影響

鈴木さん（仮名）は、肺がんに対する抗がん剤治療をしていたが、残念ながら再発した70代の患者さんだ。肺がんは専門外だが、諸事情があって、しばらく私が診ることになった。もちろん、呼吸器科医と相談しながらである。

抗がん剤にも多くの種類があり、ある抗がん剤が効かなくても別の抗がん剤を使うと効くことがある。鈴木さんにはイレッサという薬を使うことになった。イレッサは間質性肺炎を起こしたことで悪く言われることもあるが、症例によってはよく効くこともある。

ところが、イレッサの投与を開始してしばらくすると、白血球数が減少した。細胞分裂を阻害する普通の抗がん剤の副作用に、白血球減少があることはよく知られている。一方でイレッサは、がん細胞が多く持つ特定の分子を標的にしているため、白血球減少が起きにくい。イレッサの添付文書によれば、副作用で白血球減少が起きる頻度は1％未満だとされている。だが、起きにくいというだけで、絶対に起きないというわけではない。

さらにややこしいことに、鈴木さんから話を聞いていくうちに、活性酸素を除去すると称する健康食品を摂っていたことが判明した。「肺がんが再発したので、何かできることはないかと思ったのです」と鈴木さんはおっしゃった。その気持ちはよくわかる。健康食品を摂り始めたのは、ちょうどイレッサの開始と同じ時期である。健康食品で白血球減少が起きることも稀であるが、やはり可能性はゼロではない。さて、どうすべきだろうか？

医師の心情としては、白血球減少は怪しい健康食品のせいにしてイレッサを継続したい。だが、もしイレッサが原因であった場合は、さらに白血球が少なくなって重篤な感染症を引き起こすかもしれない。結局、イレッサも健康食品も中止した。数週間で白血球数は回復したので、イレッサのみを再開して慎重に経過を見た。白血球数が下がったら即中止である。幸いにも、白血球数は変化しなかった。となると、白血球減少の原因は、健康食品のせいか、あるいはまったく別のことによるものであったのだろう。少なくともイレッサのせいではなかった。

その後は、特に副作用もなく、鈴木さんにはイレッサが効いて、しばらくは安定した状態を保った。残念ながらイレッサは肺がんを完治させることはできないが、数か月の延命は期待できる。鈴木さんにとって、その数か月間は価値があるものだったようだ。

「ニセ医学」に騙されないために

第3章

健康法編

食事法や健康食品、健康グッズなどは、自宅で手軽にできるために人気だ。
しかし、思いがけず大きなリスクが隠れていることがある。

食

水で体が変わる?

飲むだけで体質を改善したり、病気を治したりできると称する多種類の「水」が売られている。「水は毎日摂取するもの」で「体の大部分は水」であるから、水は大事なのだそうだ。これらの水の健康効果は、どのくらい信用できるのだろうか。

現時点で最も見込みがありそうなのは、水素水だ。水素分子が反応性の高い活性酸素を還元することで細胞を保護し、脳梗塞のモデル動物において脳損傷を抑制しうることを示した論文が、2007年に一流誌である『Nature Medicine』誌に掲載された(※1)。むろん、だからといって、あとで覆らないとも限らないし、この論文はあくまで試験管内および動物実験の話である。

現時点では、水素水によって人の疾患が治療できるという医学界のコンセンサスは得られていない。しかし、順天堂大学などが、パーキンソン病、肝炎・肝硬変、慢性閉塞性肺疾患、軽度認知症などの疾患を対象に水素水の臨床試験を行っている。要するに、水素水の治療効果については研究途上である。現時点で治療効果をほのめかして水素水を販売するのはグレーだ。

アルカリイオン水についても、慢性下痢・消化不良・制酸などに有効であるという限定的な証拠がある（※2）。アルカリイオン水は水酸化カルシウムを含むため、なんらかの効果があっても不思議はない。ただし、胃腸症状の改善以外の効果効能を謳うと薬事法違反となる。「生活習慣病の予防に」「アトピーが治る」といった表現は認められていない。

水素水とアルカリイオン水以外にも病気を治すと称する水が多々あるが、臨床試験を行って、効果が証明されたものはないようだ。臨床試験どころか、試験管内や動物での実験といった基礎的なデータすら存在しなかったりする。あるのは科学的根拠のない独自理論、「この水を飲んだら病気が治った」という体験談ばかりである。その中でも、特に酷いものを紹介しよう。

「最先端・ガン・糖尿・高血圧・アトピーなどの現代病治療（がん治療）専門クリニック」と称するクリニックがある（※3）。院長である医師・野島尚武氏によると、がんや糖尿病といった現代病の原因はミネラル不足であり、『超ミネラル水』を飲用することで、「癌の治療に劇的な効果をもたらし、糖尿病にもアトピー性皮膚炎にも、脳梗塞の後遺症にも、その他様々な病気にも確かな効き目を発揮する」のだそうだ。

医師ではない人が、こうした効果効能を謳って水を販売したら、薬事法違反である。実際、2009年に「免疫力や自然治癒力の回復強化に役立つ」などと表示した『超ミネラル水』を販売したとして、栄養補助食品販売会社の社長が薬事法違反で逮捕された（※4）。

ところが、医師が処方する場合は、裁量権の範囲内であるとされて薬事法違反にならないのである。なんだかズルいような気がするが、たとえば「患者さんを助けるために、日本では未承認だが、海外では効果が認められている薬を使用した」という医師を薬事法違反として処罰したら、患者さんの不利益になる。医師が広い裁量権を持つのは、それだけの知識と責任を持っていることを前提にしているからだ。稀であっても、知識にも責任にも欠ける医師が存在するのは残念なことである。

超ミネラル水に病気を治す効果があるという科学的根拠は存在しない。あるのは独自理論と体験談だけである。野島氏によると、環境汚染や栽培方法の変化によって野菜のミネラル含有量が不足した結果、糖尿病やがん、アトピー性皮膚炎が増えたのだそうだ。ミネラル欠乏が病気の原因であるから、ミネラルを補給すれば病気が治るという理論である。しかし、そうした病気は栽培方法が変化する前からあったし、むしろ昔のほうが平均寿命や健康寿命は短かった。ついでに言うなら、ミネラル欠乏という単一原因が、さまざまな症状を来す理由も不明である。

「ミネラルの不足が現代病の原因である」という説は、科学的根拠のない独自理論に過ぎない。

体験談についてはどうか。クリニックのサイトには、超ミネラル水を飲用することで、胃がんや食道がんや悪性黒色腫が治ったという体験談が紹介されている。しかし、どの体験談もがんが治ったという根拠、詳細な経過が不明であった。その中から一例を紹介しよう。

50歳の胃がんの患者さんが、手術をせずに治したいと願って、超ミネラル水にたどりついた。約4か月間の超ミネラル水を使った治療を行っている最中に、近所のクリニックで「胃潰瘍の治療中であることにして」検査を受けた（※5）。

内視鏡検査、生体検査を受けると、いわれたまま難しい言葉で表現すると、異型性の細胞……すなわちケロイド状になったときにみられる異常細胞が確認されたので、その医師は常識的に胃潰瘍が胃ガンに進行している途中であると診断した。しかし、遺伝子ミネラル療法の観点からいえば、ガン組織が壊死し崩れ落ちた後、治癒へ向かっている経過である。

この患者さんは、近所のクリニックでも「今なら手術して治る」とすすめられたが、「手術でガンが治ることはあり得ない」として手術を拒否してしまう。この体験談は「4ヶ月の治療期間

はほとんど終了し、もうどう考えても完治している」というところで終わっている。「完治している」というのは患者さんがそう考えただけで、検査で完治を確認したという記述はない。

わざわざ紹介しているのだから、この体験談が超ミネラル水の効果を示す根拠になると野島氏は思っているのだろう。しかし、まともな医師であれば、超ミネラル水に効果があるとは考えない。胃がんは治っていないと考える。ポイントは、検査を行った近所のクリニックで患者さんが経過を正直に話さず、「胃潰瘍の治療中であることにして」検査を受けた点だ。

臨床医は、がんの告知に気を遣う。医師によるが、胃潰瘍の治療中の患者さんに胃がんを発見した場合、「胃がんである」と単刀直入に言うとは限らない。「胃潰瘍が胃ガンに進行している途中である」という説明は、患者さんを過度な不安に陥らせないための方便であった可能性が高い。一般的には胃潰瘍を伴う胃がんはあれども、胃潰瘍が胃がんに進行することはない。

さらに問題なのは、約4か月間の超ミネラル水を使った治療を終了しつつある時点で、体験談が打ち切られていることである。患者さんは「もうどう考えても完治している」と確信しているが、実際には治療終了後に胃がんが進行し、場合によっては命にかかわったかもしれないのだ。

奇跡的な症例を経験した医師がすべきことは、患者さんの体験談の転載ではなく、症例報告だ。最初に胃がんと診断した根拠、治癒したと判断した根拠となる医学的なデータ（具体的には治療前後の内視鏡や病理検査の画像など）を提示することである。患者さんの了解を得たうえで医師が依頼すれば、他施設で行った検査のデータも提供してもらえる。たとえ一例でも、胃がんが治癒した症例を提示すれば説得力があるだろうに、なぜ野島氏は症例報告をできないのか。

病気を治すと称して販売されている水には、この超ミネラル水と同レベルのものが散見される。単独で病気を治すという水は、すべてインチキだ。また、病気を治すほどの効果があるなら、副作用があってもおかしくない。「水だから安全」なのに「病気を治す」というのは二枚舌である。

美味しい水を飲みたいからという理由で、浄水器や水を購入するのはかまわない。しかし、水に病気を治す効果を期待することはやめておいたほうがいい。

※1　Ohsawa I et al., Hydrogen acts as a therapeutic antioxidant by selectively reducing cytotoxic oxygen radicals., Nat Med. 2007 Jun;13(6):688-94. Epub 2007 May 7.

※2　アルカリイオン整水器について－アルカリイオン整水器協議会　http://www.3aaa.gr.jp/alkali/hs.html

※3　最先端・ガン・糖尿・高血圧・アトピーなどの現代病治療（がん治療）専門クリニック　21世紀の新しい医療　信濃町外苑クリニック（アーカイブ）https://web.archive.org/web/20140106023030/http://nojimaclinic.com/

※4　新たな水商売!?：薬事法違反：効能うたい水無許可販売 東京の社長、容疑で逮捕－弁護士紀藤正樹のLINC TOP NEWS－BLOG版　http://kito.cocolog-nifty.com/topnews/2009/10/post-49c4.html

※5　ガン・潰瘍－野島のクリニック　http://www.nojimaclinic.com/new1005024.html

食　健康によい特別な食品がある？

「納豆を食べるとやせる」など、特定の食品が体によいという内容のテレビ番組は人気だが、医師にとっては敵である。患者さんが惑わされるからだ。納豆ならまだよいが、テレビ番組に「黒砂糖は健康にいい。黒砂糖では太らない」と思い込まされた糖尿病の患者さんがいた。普段は甘いものを我慢していただけに、黒砂糖をたらふく食べて、当然ながら糖尿病が悪化した。

これは極端な例だが、実際の病状に悪影響を及ぼさないまでも、診療に差し障りが生じることは多い。「テレビで納豆を食べるとやせると言っていましたが、本当でしょうか」など、しばしば外来で患者さんに尋ねられる。丁寧にお答えしているが、無責任なテレビ番組の尻拭いをさせられている感は否めない。テレビ局がもう少しましな内容の番組を放送してくれたら、説明のための時間を節約でき、外来の混雑も少しは緩和できるだろうに。

このように食べものが健康（または病気）に与える影響を過大評価したり、信奉したりすることを『フードファディズム』という。「納豆を食べるとやせる」というのは、フードファディズムの典型だ。好影響だけなく、悪影響についての言説もフードファディズムという。

悪影響のほうの典型例は、「牛乳は体に悪い」という説である。牛乳には脂肪が含まれているので、肥満の人が飲みすぎると体に悪い。あるいは乳糖を分解する酵素が弱い乳糖不耐症の人も下痢を起こすのでよろしくないだろう。しかし、それ以外の普通の人にとって、牛乳が特に体に悪いという科学的根拠はない。

フードファディズムの片棒を担ぐ医師もいる。医師の新谷弘実氏は、自身の著書『病気にならない生き方』で「市販の牛乳を仔牛に飲ませると4～5日で死ぬそうだ」「アトピーや花粉症の患者が増えた第一原因は学校給食の牛乳だと考える」といった牛乳有害説を書いた。その科学的根拠について、新谷氏は牛乳乳製品健康科学会議から公開質問されたが、まともな回答はできなかった。文献検索のホームページのＵＲＬのみという回答すらあった始末である（※1）。新谷氏は医師ではあるものの、専門は外科であり、食品と健康に関する専門家ではない。

牛乳が乳がんの原因であるという俗説も広まっているが、科学的根拠に乏しい。せいぜい「日本人が牛乳を飲むようになって乳がんが増えた」程度である。そのような論法を信じるなら、日本人が牛乳を飲むようになってから平均寿命も健康寿命も延びたわけで、「牛乳は寿命を延ばす」とも言えてしまう。むろん実際には、牛乳の消費量以外にも多くの因子が時代によって変化しているわけで、牛乳だけを原因とみなす論法は不適当だ。

牛乳が乳がんに与える影響を検証するには、同時代の集団を調べるほうが正確である。年齢・性別その他の因子をなるべく一致させ、牛乳の消費量のみが異なる集団を追跡し、乳がんの発生率の差を調べるのだ。コホート研究といって疫学の手法のひとつである。ちなみに、コホートとは、もともとは古代ローマの歩兵隊の一単位のことで、転じて疫学における調査対象集団のことを指す。

乳製品の摂取は乳がんのリスクを上げるどころか、むしろ下げることを示した複数のコホート研究を総合した報告がある（※2）。メタアナリシスといって、単独のコホート研究よりも質が高い研究方法である。それによると、乳製品の摂取が一番少ない集団と比較して、一番多い集団では乳がんの相対リスクは85％であった。乳製品ではなく牛乳そのものだと、統計学的有意差はないものの、相対リスクは91％であった。現在のところ、この報告が入手可能な最も質の高い研究である。牛乳は乳がんの原因にはならないし、むしろ乳がんのリスクを下げる可能性さえある。

牛乳以外にも、白砂糖や白米が体に悪いという主張がある。どういうわけか、白い食品は悪者にされがちだ。牛乳と同じく、白砂糖や白米だって食べすぎると体に悪い。というか、どの食べものも、単独でそればかり食べすぎると体に悪い。問題は、わざわざ特定の食品だけを避ける必要があるかどうかだ。

「精製されているから微量の栄養素に欠ける」ことが、白砂糖や白米が体に悪い根拠のひとつとされている。確かに白砂糖だけ、白米だけを食べていれば、特定の栄養素が不足するだろう。しかし、別の食べもので必要な栄養素を摂ればいいだけの話だ。バランスのとれた食事を心がけていれば、別に白砂糖や白米を摂取しようと体に悪いことはない。好みで黒砂糖や玄米を選択するのは個人の自由である。しかし、健康のために我慢してまで白砂糖や白米を避けるという行為には意味がない。

むしろ、健康のためによかれと思って選択した食事が、健康障害をもたらすことがある。黒砂糖で糖尿病を悪化させた事例はすでに述べた。

また、よくあるのが慢性肝炎の患者さんが「肝臓によい」と誤認して、鉄分の多い食品をとるケース。過剰な鉄分は、肝炎を悪化させる。治療として瀉血が行われることがあるくらいだ（90ページ参照）。ところが、レバーやしじみのような鉄分の豊富な食品が、俗に肝臓によいとされているため、肝炎の患者さんがわざわざ食べてしまう。慢性肝炎の悪化であれば外来で食事指導をすれば済むが、食事由来の健康被害の中には入院を要する重篤な疾患もある。

その他にダイエットサプリメントを摂取し、その健康食品会社の推奨する白米や海藻類中心の古典的な日本食をとっていた結果、ビタミンB1欠乏に陥って、心不全を伴う脚気を発症した42歳女性の症例報告がある（※3）。この症例は、腎不全および全身浮腫を来し、一時は命の危険もあったが、脚気を疑われた時点ですみやかにビタミンB1を投与されて改善した。現代の日本では脚気はきわめて稀であり、脚気の患者さんを診た経験のある医師は少ない。脚気の可能性に思い至った腕のよい医師に巡り合って、この患者さんは幸運だったといえる。

また、特殊な食事による子どもの栄養障害も報告されている。マクロビオティックと呼ばれる玄米菜食を中心とし、動物性たんぱく質や砂糖を避ける食事法がある。オランダにおいてマクロビオティックの食事をとっている幼児53人と普通の食事をとっている幼児57人を比較した研究では、マクロビオティック群では身長・体重の成長の遅れ、鉄分やビタミンB12の欠乏、精神運動の発達の遅れが生じる傾向があった（※4）。

現代栄養学の基本的な知識があれば、健康被害が生じないように、うまく「古典的な日本食」やマクロビオティックを実践することも可能である。逆に言えば、現代栄養学の知識なしに、こうした「健康によい食事」を実践するのは危険である。だが、そもそも現代栄養学の知識を持った人は、わざわざ好んでこうした極端な食事法を選択することはないだろう。

ごく一般的なバランスの取れた食事こそが、本当の意味で健康によい食事である。嫌いなものを無理して食べることはないが、基本的には偏食なくなんでも食べるのがよい。健康によいと信じ込んで特定の食べものばかりを食べるのはかえって健康に悪いのだ。

※1　新谷弘実医師の回答書の内容等について牛乳乳製品健康科学会議の見解　http://www.zennyuren.or.jp/news/kaitou/kaitou.htm

※2　Dong JY et al, Dairy consumption and risk of breast cancer: a meta-analysis of prospective cohort studies., Breast Cancer Res Treat. 2011 May;127(1):23-31

※3　尾上剛士他 、健康食品を中心とした食生活のため発症したと考えられる脚気衝心の1例、日本内科学会雑誌 95(12), 2547-2549, 2006-12-10

※4　Dagnelie PC and van Staveren WA., Macrobiotic nutrition and child health: results of a population-based, mixed-longitudinal cohort study in The Netherlands., Am J Clin Nutr. 1994 May;59(5 Suppl):1187S-1196S.

＜参考＞

・高橋久仁子『「食べもの神話」の落とし穴―巷にはびこるフードファディズム』講談社ブルーバックス

がんに食事療法は有効？

がん治療中の患者さん、そのご家族によくされる質問がある。「何か食事で気を付けることはありますか？　何を食べたらよいですか？」、あるいは「食べてはいけないものはありますか？」というもの。少しでも体によいものをという気持ちから出た質問だ。

ケースバイケースだが、たいていは「バランスのよい食事を心がけてください。食べてはいけないものはありません」というようなことを答える。低栄養状態であったり、あるいは肥満であったりしたら、また別の答えになる。

がんの終末期で緩和ケアを受けている段階であれば、「なんでも好きなものを。食べられるものを食べてください」などと伝える。「どうせ死ぬから好きなものを食べろということか」と受けとられることもあるので、伝え方には配慮が必要だが、食べたいものを我慢して亡くなっていくようなことがないよう、ぜひとも伝えなければならないことだ。

ところが、世間には「がんを治す」と称する食事療法がある。玄米菜食を中心にし、肉類や卵などの動物性たんぱく質を控える食事が推奨されることが多い。白砂糖や牛乳などの特定の食品を避けたり、逆に野菜ジュースなどの特定の食品を大量にとったりするパターンもある。

現時点において、「がんを治す」と称する食事療法に科学的根拠はない。特に標準医療を忌避させて食事療法単独でがんを治すと謳うものは、例外なくすべてインチキである。ある食事療法で推奨されている食品が、別の食事療法では避けたほうがいいとされている場合もあるが、それぞれに科学的根拠なく提唱しているので、食い違いが生じるのも不思議ではない。

手術や抗がん剤治療と同じく、食事療法にも副作用がある。本人が苦痛なく食事療法を行えるのなら問題は小さいが、通常は何かしらの我慢を強いられるため、ＱＯＬ（生活の質）が低下してしまう。あるいは十分な栄養素を摂取できず、低栄養になるかもしれないことも副作用だ。

厳格な食事療法は、ときに甚大な副作用をもたらす。たとえば、以下のような具合である。

＜妻が根治困難ながんになったが、『西洋医学』は妻を助けてくれない。どうしても妻を助けたい夫が調べたところ、がんを治す食事療法があるという。そういえば、妻は添加物だらけのファストフードをよく食べていた。食事を根本から改めて体質改善しなければ、治らない。一縷の望みを託して食事療法を始める。玄米菜食を中心にして、肉や白砂糖、お菓子、インスタント食品は禁止。コーヒーも禁止。オリーブオイル以外の油も禁止。当初はまだいい。数週間が経つと食事療法に飽きてくる。検査結果はおもわしくない。妻は、つい好きなものを食べてしまう。夫はそれを見て、「努力が足りないから病気が治らないのだ」と妻を責める……。∨

本人が納得しているならまだしも、家族がなんの効果もない代替医療を信じ込んで患者さんにすすめると悲惨なことになる。「病気が治ってほしい」という家族の愛は本物である。誰も悪くない。強いて言うなら、食事療法でがんが治ると吹き込んだ奴が悪い。

ただ、一度こうした状態に陥ってしまったら、理を持って夫（食事療法をすすめた家族）を説得するのは困難である。「食事療法ではがんは治らない。あなたが信じた食事療法はインチキである」と夫に納得させることは、すなわち「愛する妻の人生は残り少ないというのに、無意味に味気ない食事をさせてしまった」と思い知らせることになるからだ。

自身が、あるいは愛する家族が治療困難な病気になったとき、冷静に判断できるとは限らない。気が動転して思わず藁をもつかむことがあるだろう。できれば、そうした状態になる前に、食事療法の限界について理解しておくことが望ましい。他の代替医療についても同様である。前もって正しい情報を知っておくことが肝要なのだ。

中には、がんを治すと称する食事療法で商売する者もいる。『メディカル・イーティング』という「ガン患者専用の食事療法」の情報商材が、約3万円で販売されている（※1）。その宣伝サイトには、「癌を治癒させることが目的」「末期癌でも間に合う可能性がある」などと書かれている。「エビデンスに基づく」ともあるが、どこにも参考文献の提示などはない。

多数の体験談が掲載されているが、これまで何度も述べてきたように、体験談は事実であったとしても根拠にならない。それどころか、「メディカル・イーティング」の体験談は事実ではなく捏造である可能性がきわめて高い。そう考える根拠のひとつが、食事療法によって「直腸ガン手術で付けた人工肛門が外せるほど回復」という以下の体験談である。

20代後半になって便秘がさらにひどくなり、
血便が出るので痔かと思い病院に行ったら、
医者から直腸ガンだと言われガク然としました。
その後、人工肛門を入れることになってしまいましたが、
食生活を変えないとまた再発すると言われ、
たまたま知人を通して知った井上先生の指導を受けることになったわけです。
（井上先生、その節はたいへんお世話になり有り難うございました）

食餌療法を始めてから1年くらい経つと、人工肛門を外してよいほど良くなり、こんなことは前例がないと医者にも驚かれました。

人工肛門とは、便を排泄するために、患者さん自身の腸を使って腹部に造る穴のことだ。肛門の切除（直腸切断術）後や直腸の縫合後など、肛門から排泄できない場合に造られる。

肛門を切除した場合は、永久的に人工肛門を使うことになる。一方、肛門を温存した場合は、縫合直後の直腸に便が通ると感染や縫合不全を引き起こすため、一時的に人工肛門を使う。そして、十分に時間が経って直腸に縫合不全がないことを確認したあとに、人工肛門を閉じる手術を行う。これは初めから予定されているので、「前例がない」などと医師が驚くはずがない。直腸がんの場合、手術の数か月後に人工肛門を閉じるので、「食事療法を始めてから1年くらい」経ってから人工肛門を閉じたなら、むしろ食事療法のせいで回復が遅れたということになる。

肛門を温存せずに切除したケースで、のちに回復して人工肛門を閉じることができたのなら、これは確かに「前例がない」だろう。切除した肛門が自然に再生したことになるからだ。たとえるなら、交通事故などで失った手足が生えてくるのと同じくらい奇蹟的なことである。

実際のところ、人工肛門がどのようなもので、なぜ直腸がんの術後に人工肛門が必要なのかを知らない素人が適当に体験談を捏造したのだろう。私は、『メディカル・イーティング』の広告に載せられている体験談がすべて捏造であっても驚かない。

そもそも、『メディカル・イーティング』の食事療法が本物であるなら、なぜ学会で発表しないのか。詳細を学会で発表し、第三者に検証されれば効果が広く認められる。そうすれば、世界中のがん患者さんが助かるだろう。世界中のがん患者さんの命よりも、たった3万円という対価で商売するほうが大切であるとでもいうのか。

「お金持ちや専門家しか知らない秘密の食事療法が存在する」と考える人もいるようだ。だが、アップル社を設立したスティーブ・ジョブズ氏の死因を思い出してみよう。報道によると、2003年に膵臓がんと診断されたとき、ジョブズ氏は手術を受けず、菜食や有機ハーブなどの食事療法を含む民間療法を試したそうだ。しかし、9か月後の検査でがんの増悪がわかり、ようやく手術を受けたという。あのジョブズ氏がアクセスできなかった秘密の情報が、存在するだろうか。

なお、「健康な人ががんになりにくい食事」や「がんの治療後に再発を予防する食事」なら存在する。たとえば国立がん研究センターの「日本人のためのがん予防法」のひとつに食事の項目があり、「食事は偏らずバランスよくとる」「塩蔵食品、食塩の摂取は最小限にする」「野菜や果物不足にならない」「飲食物を熱い状態でとらない」が挙げられている（※2）。これらは複数の疫学調査に基づいており、科学的根拠がある。再発予防の食事についても、これに準じる。がん予防に限らず、一般的な健康によい食事でもある。

「食事ががんを予防したり、がんの原因となったりするなら、がんを治す食事もあるのではないか」とお考えの読者もいらっしゃるかもしれない。しかし、がんを治療することと予防することは別である。食事ががんの原因だからといって食事だけでがんを治そうとするのは、喫煙が肺がんの原因であるからといって、煙草をやめるだけで肺がんを治そうとするようなものなのだ。

※1　癌が改善されなければ全額返金！ 井上俊彦のメディカル・イーティング（ガン篇）～癌克服への道～　http://medicaleating.com

※2　日本人のためのがん予防法－国立がん研究センター　http://ganjoho.jp/public/pre_scr/prevention/evidence_based.html

＜参考＞

・繰り返される不幸－とらねこ日誌　http://d.hatena.ne.jp/doramao/20111207/1323244642

・がんに効く？ 食事療法を考える－腫瘍内科医 勝俣範之のブログ　http://nkatsuma.blog.fc2.com/blog-entry-628.html

食

血液型ダイエットがよい？

「O型は大雑把な性格」や「B型はマイペース」など、血液型と性格に強い関係があるとする血液型性格診断は、日本ではポピュラーである。最近では血液型性格診断には科学的根拠が乏しいことも知られてきたのか、メディアで血液型と性格についての話題を扱う際には「科学的根拠はないとされているが」といった言いわけがついていることも多い。

韓国や台湾といった例外を除き、海外では血液型と性格についての迷信はほとんど信じられていない。だが、別に日本人だけが迷信に弱いというわけではない。海外発の血液型に関する「迷信」もある。それが『血液型ダイエット』だ。これは、血液型別におすすめの食べものをとる（もしくは避ける）という健康法で、自然療法医を名乗っているピーター・J・ダダモ氏によって提唱された。日本では痩せるための食事法として紹介されることもあるが、もともとは本来の意味での「ダイエット」、つまり「健康的な食事法」であり痩身目的に限定したものではない。

ダダモ氏によると、推奨される食事は血液型によって異なる。血液型別に特定の食べものを摂取したり、あるいは避けたりすると健康になるというのだ。私は矛盾していると思うが、日本では同様の食事によって「効率的に痩せられる」とされる場合がある。

各血液型の食べたほうがいいもの、避けたほうがいいものは、概ね以下の通りである。

O型：動物性たんぱく質をとるのがいい。乳製品や小麦などの穀物は避けたほうがいい。

A型：野菜や穀物をとるのがいい。乳製品や動物性たんぱく質は避けたほうがいい。

B型：乳製品をとるのがいい。穀物は避けたほうがいい。

AB型：乳製品をとるのがいい。動物性たんぱく質は避けたほうがいい。

一応の理屈はついている。ダダモ氏によると、4万年前の人類集団はすべてO型であり、当時の狩猟生活を反映して、肉類を摂取するのに適した体質だったという。A型は、人類が牧畜と農業を発達させたころに出現した血液型で、よって野菜や穀物が適しているそうだ。B型は遊牧民由来の血液型なので、乳製品が向いているといった具合だ。

もっともらしいと思われただろうか？　だが、多数の人間およびチンパンジーやゴリラといった霊長類の遺伝子を比較した集団遺伝学の知見によると、人類集団の祖先はO型ではなくA

型である（※1）。「狩猟生活をしていたころの人類はO型である。よってO型は肉を食べるのがよい」というダダモ氏の主張は、前提からして間違っているのだ。

百歩譲って、仮に狩猟生活をしていたころの人類祖先がO型であったとしよう。だとしても、O型の人は肉を食べるのに適しているとは必ずしも言えない。O型の現代人の祖先は、ずっと狩猟生活をしてきたわけではない。O型の人の祖先は、他の血液型の人の祖先と同じく、1万年ほど前になれば農耕を行い、農作物を食べていたであろう。確かに4万年ほど遡ればO型の人の祖先はみな肉を食べていた。ただし、A型の人の祖先だってそうである。

以上、理論的な面から血液型ダイエットがまったくナンセンスであることを論じた。理論ではなく実践ではどうだろう。「理論的な根拠はよくわからないが、実践的には血液型ダイエットは効果がある」という可能性だって否定できないのではないか。検証するのは可能である。たとえば、A型に合うとされる食事をA型の人と非A型の人にそれぞれ食べさせてみて、健康影響に差がでるかどうかを比較してみればよい。

２０１４年に発表されたカナダのトロントでの研究を紹介しよう（※2）。20歳から29歳までの１４５５人を対象に、食事の内容、ＡＢＯ式血液型、血圧や中性脂肪や血糖値やインスリン抵抗性といった心血管疾患のリスク因子が調べられた。調査結果は、血液型ダイエット仮説に否定的であった。「A型の食事（野菜や穀物を食べ、乳製品や肉類を避ける食事）」をとっている人たちは、血圧や中性脂肪やインスリン抵抗性が低い傾向にあった。つまり「A型の食事」をとっている人たちは、心血管性疾患にかかりにくい特徴を備えていたのだ。だが、これは別に血液型がA型の人に限らない。乳製品や肉類を避け、野菜を多く食べるようにすれば、中性脂肪値が下がるなんてことは、すでに知られていることである。問題は、「A型の食事」がA型に適しているかどうかである。B型やO型やAB型の人たちが「A型の食事」をとっても、中性脂肪値は下がる。その下がり方はA型の人と比較して変わらないことが、この研究で示されたのだ。

さらに、これまでに発表された科学論文の中に、血液型ダイエットが健康を増進したり、病気のリスクを減らしたりすることを示した証拠が存在するかどうかを調べた研究もある（※3）。こうした調査の仕方を系統的レビューという。その結果は、「血液型ダイエットに健康上の利益があるという証拠は存在しない」であった。ダダモ氏は研究結果や臨床経験があると主張しているものの、科学論文としては発表していないのだ。

「健康的な食事法をすすめているから、いいじゃないか」と擁護する向きもあるが、これはあくまでも「A型の食事」の場合だけ。もとは健康的な「A型の食事」をとっていたB型とO型とAB型の人が、血液型ダイエットを信じて、健康的な食習慣をやめてしまうかもしれない。中性脂肪値を下げたいなら、血液型にかかわらず、野菜を多めに肉類を控えめに食べればいいのだ。

理論的にも実践的にも、ダダモ氏が提唱する血液型ダイエットに根拠はない。ダダモ氏は、人類祖先はO型であるという誤った前提から思いついたことを、臨床上の証拠を提示することなく、ただ吹聴しただけである。ダダモ氏の著作はベストセラーになり、700万部以上も売れたという。また、ダダモ氏は、血液型別サプリメントを販売している。

疫学研究や系統的レビューを行うのにも、お金はかかる。しかし、そのお金をダダモ氏が負担したわけではない。ダダモ氏が自説を主張するにあたって十分に科学的根拠を吟味していれば、血液型ダイエットを検証するためのお金は別のことに、もっと別の有意義な仮説を検証するために使えたはずである。

ダダモ氏は、個人的なビジネスの面では成功した。しかし、人類の健康への貢献においては、ひどくマイナスである。

※1　N Saitou and F Yamamoto, Evolution of primate ABO blood group genes and their homologous genes., Mol Biol Evol. 1997 Apr;14(4):399-411.
※2　Wang J et al., ABO genotype, 'blood-type' diet and cardiometabolic risk factors., PLoS One. 2014 Jan 15;9(1):e84749.
※3　Cusack L et al., Blood type diets lack supporting evidence: a systematic review., Am J Clin Nutr. 2013 Jul;98(1):99-104

食

米のとぎ汁乳酸菌で健康に？

米のとぎ汁乳酸菌とは、その名の通り、米のとぎ汁を発酵させたものである。米のとぎ汁（白米ではなく玄米のとぎ汁がよいらしい）と塩（精製塩ではなく自然塩がよいらしい）と糖（白砂糖ではなく黒糖がよいらしい）をペットボトルに入れて常温で放置しておくとできる。

米のとぎ汁乳酸菌には、さまざまな効果効能があると主張されている。たとえば、整腸作用、若返り効果、免疫力向上、抗ウイルス作用、抗がん作用、放射性物質の無害化などなど。

効果効能を謳って米のとぎ汁乳酸菌を売れば、薬事法違反になるだろう。しかし、自家製の米のとぎ汁乳酸菌の作り方を紹介するだけなら、法律的には問題ない。「放射能によるガン予防に役立てる」と称して「米のとぎ汁乳酸菌培養セット」を販売していた業者があったが、これは例外的な事例で、基本的には善意による口コミで作り方が紹介・共有されている。

ただ、善意によるものかどうかと、実際に効果や効能があるかどうかとは別の話だ。うまく乳酸菌を培養できていれば整腸効果くらいはあってもおかしくないが、若返り効果や抗がん作用、放射性物質の無害化についてはきわめて疑問である。そもそも、いったいどのような方法で、米のとぎ汁乳酸菌に放射性物質を無害化する作用があると確認したのだろう。

乳酸菌に放射線防護効果があるという論文が引き合いに出されることがあるが、これは動物実験レベルの、しかも高線量の外照射の話である（※1）。東京電力の原子力発電所の事故後の低線量放射線被曝にも乳酸菌が効くとは限らない。それに動物実験では、米のとぎ汁乳酸菌のような得体の知れないものではなく、きちんと製剤化された乳酸菌が使用された。

「放射能」を怖いと思う人がいるのは当然である。何かしらの対策をしたいと思うのは、人の心の動きとしては自然なことだ。不安を少しでも解消したいがゆえに、乳酸菌を使用したい人もいるだろう。それならば、わざわざ米のとぎ汁乳酸菌といった怪しげなものを作るのではなく、製剤化された乳酸菌か、乳酸菌を含む市販の食品を使用することをおすすめする。低線量放射線被曝に効果があるかどうかは不明だが、少なくとも安全ではある。

一方、米のとぎ汁乳酸菌には、潜在的なリスクがある。個々の家庭で培養するので、どんな雑菌が混ざるかわからない。私は、そんなものを口にするのはまっぴらごめんである。それでも、経口摂取ならまだよい。健康な成人であれば、雑菌が繁殖した米のとぎ汁乳酸菌を飲んだとしても、せいぜい腹痛や下痢くらいで済むだろう（高齢者や子ども、持病を持つ人には危険だ）。人は、もともと不潔な環境下で生活してきたので、雑菌が混入した食べものをとるのは、いわば「想定内」である。

しかし、米のとぎ汁乳酸菌は経口摂取だけではなく、より危険な使われ方がされることもある。たとえば点眼。乳酸菌以外の雑菌が混じっていないとしても、点眼での使用はおすすめしない。実際の体験談として、眼球結膜の充血や目脂（目やに）が生じたという事例がある。恐ろしいのは、こうした症状を米のとぎ汁乳酸菌のユーザーが「効いている証拠」と考えているところである。「好転反応」や「毒出し」だとみなしているのだ。治療を要する症状を「好転反応」だと誤認するのは、きわめて危険である。

また、噴霧器で霧にして肺に吸い込むという使い方（吸入）もされている。放射性物質を痰にして排出すると信じられているようだ。乳酸菌やその他の雑菌、有機物を吸入すれば、それらの異物を排出しようとして痰も出るだろう。だが、痰と同時に放射性物質を体外に出してくれるという証拠はない。痰が出るくらいならいいが、肺炎などの呼吸器感染症を起こす可能性もある。雑菌を含む食べものをとるのは「想定内」なので身体の防御機構も働くが、点眼や吸入はいわば「想定外」なので、より危険である。

人体に使用するのではなく、除染目的で散布したり、掃除に使ったり、お風呂に入れたりすることもあるようだ。除染の効果があるとは思えないが、危険はないだろうから好きにしたらいい。米のとぎ汁乳酸菌には糖をはじめとした有機物が多量に含まれているので、掃除に使っても汚れるだけかもしれないが、それも自由だ。お風呂も同様である。

飲用から点眼、吸入、除染、掃除、入浴剤としてまで使われるというのは、米のとぎ汁乳酸菌が万能だと信じられていることを示している。万能を謳うものは、たいてい眉唾だ。

米のとぎ汁乳酸菌を使用するなら、何が起こっても自己責任である。市販商品であれば、何か有害なことが起きればメーカーの責任を問うこともできる。しかし、米のとぎ汁乳酸菌は、そうはいかない。「放射能対策になる」などと言っている連中は責任をとってくれないのだ。

※1　門前一他〝乳酸菌の放射線防護効果および免疫能活性〟Radioisotopes 52(3), 128-135, 2003-03-15

＜参考＞
・あやしい放射能対策　片瀬久美子 - SYNODOS - シノドス - http://synodos.jp/science/2784
・放射線対策に「米のとぎ汁乳酸菌」専門家から効果に疑問の声 - J-CASTニュース　http://www.j-cast.com/2011/07/28102428.html

健康食品

酵素を補うべきか？

近年、酵素を摂取すると体によいという主張が広まっていて、「酵素栄養学」という学説に基づくとされることもある。そもそも酵素とは、生体内での化学反応を早めるたんぱく質の一種。生の野菜や果物に豊富に含まれているが、加熱によって減少する。また、生野菜などを毎日大量に摂取することは難しいため、生きた酵素がたっぷり入ったサプリメントやジュースなどの健康食品を摂るほうがいいと、雑誌やインターネットなどで推奨されていたりする。

さまざまな「酵素サプリメント」が売られているが、そうした商品の宣伝文句には消費者の誤解を招いたり、明らかな間違いがあったりするという問題点がみられる。一例として、以下に「新谷酵素」の広告を引用しよう（※1）。ちなみに新谷酵素の開発者の新谷弘実氏は、牛乳有害説というフードファディズムを煽った医師である（152ページ参照）。

まず、グラフで「高齢者の体内酵素は若者の約半分程度にまでなってしまう」ことが示されている。つまり、酵素の減少と年齢には相関関係があるということである。きちんと出典も示されており、高齢者で「アミラーゼ濃度」が低いことは事実とみなしていい。ただ、これが事実だとして、だからどうだというのだろう。

酵素を「なくなる消耗品」とみなすのは、「体内で一生のうちに作られる酵素の量は決まっている」という酵素栄養学の考えに基づいていると思われる。しかながら一般的には、高齢者で体内の酵素の量が減っているのは、体内で合成される酵素の量に上限があるからではなく、加齢に伴い酵素を合成する能力が衰えたためだと考えられている。

ついでに言えば、口から酵素を補充したとして、体内の酵素の量が増えるとは限らない。酵素が、そのまま丸ごと吸収されるわけではないからである。酵素は

酵素の広告例

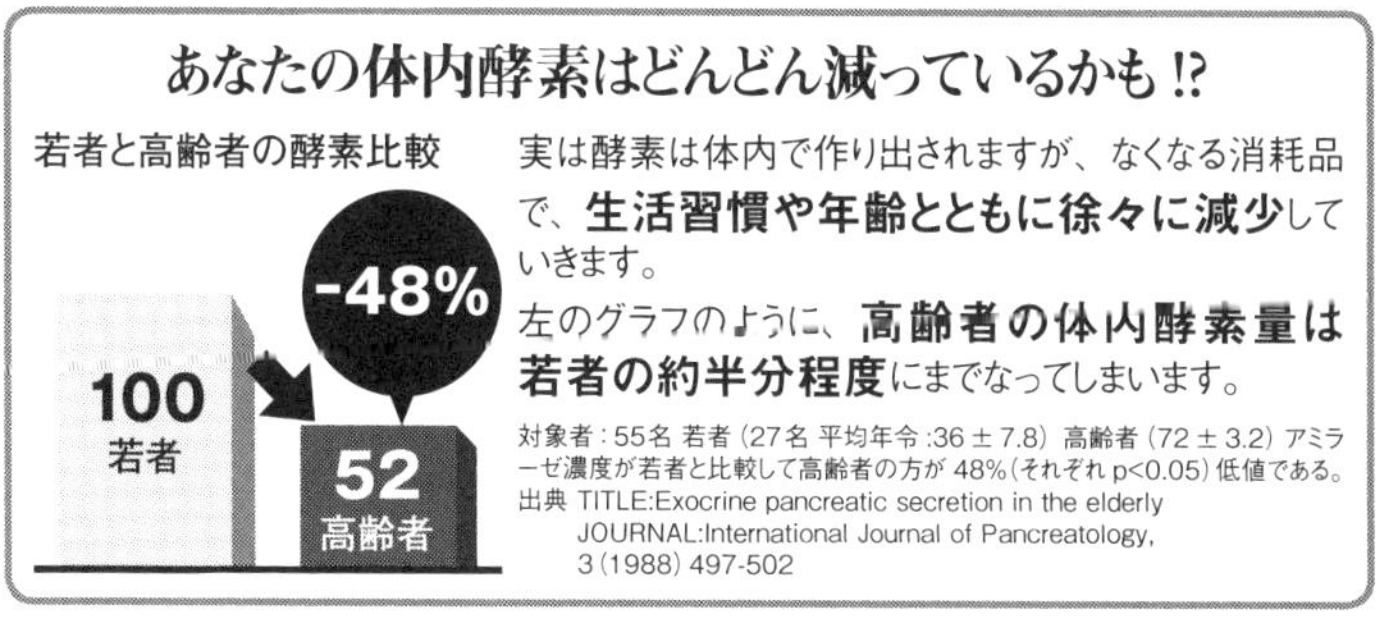
あなたの体内酵素はどんどん減っているかも!?
若者と高齢者の酵素比較
-48%
100
若者
52
高齢者
実は酵素は体内で作り出されますが、なくなる消耗品で、**生活習慣や年齢とともに徐々に減少**していきます。
左のグラフのように、**高齢者の体内酵素量は若者の約半分程度**にまでなってしまいます。
対象者：55名 若者（27名 平均年令:36±7.8）高齢者（72±3.2）アミラーゼ濃度が若者と比較して高齢者の方が48%（それぞれp<0.05）低値である。
出典 TITLE:Exocrine pancreatic secretion in the elderly
JOURNAL:International Journal of Pancreatology, 3(1988) 497-502

（※1）より引用して作成

アミノ酸が連なったたんぱく質であり、経口摂取しても胃や腸などの消化管で小さく分解され、より小さなアミノ酸になってから吸収される。通常の食事をしていればアミノ酸が不足することはなく、わざわざ酵素サプリメントで補う必要はない。アミノ酸が不足してなければ、必要に応じて酵素は合成されるのだ。

また、広告には「なんだか太りやすくなってきた」「最近、化粧ノリが悪い」「季節の変わり目に弱くなった」「なんとなく重たい」といったチェック項目にひとつでも当てはまる人は、「既に「酵素不足」かも!?」とある。しかしながら、その根拠は示されていない。

なるほど、若者と比較して高齢者の「体内酵素」は少ないのであろう。そして、高齢者は「なんとなく重たい」といった症状がある人が多いであろう。しかし、酵素不足が加齢に伴う症状の原因であることは示されていない。酵素不足は加齢の

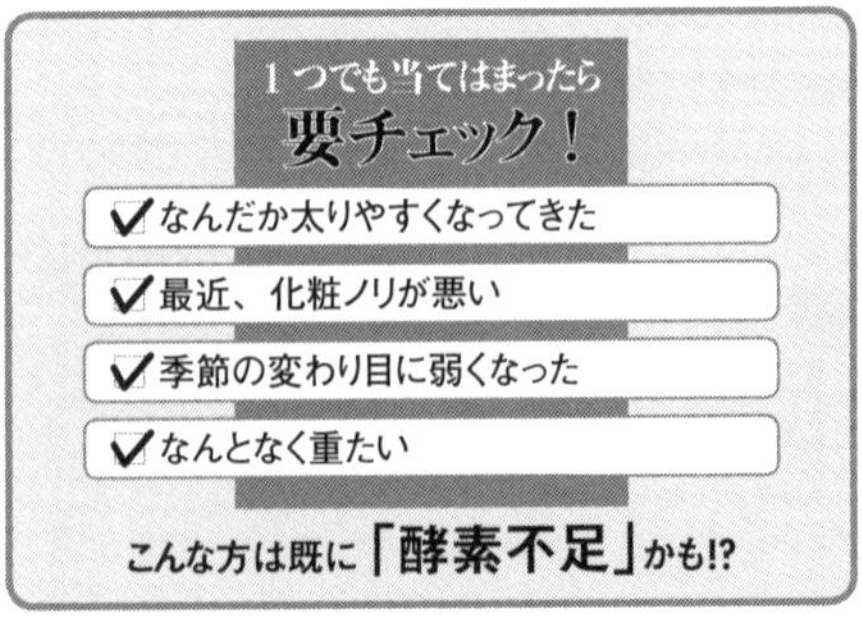

酵素の広告例

（※1）より引用

結果であって、原因ではないかもしれないではないか。

しかし、「高齢者の体内酵素は若者の約半分程度」というグラフを見せられた消費者は、体内の酵素不足がこうした症状の原因であると誤解する。業者の狙いはそこにある。

さらに、酵素サプリメントを売りたい業者は、「だから年齢を重ねるにつれ、外から『酵素』を補うことが大切になるんです！」と続けて、商品を紹介するわけである。だが、本当に大切なのか？　酵素を補う必要があるという根拠は提示されていない。酵素不足が加齢の結果であるなら、外から酵素を補っても加齢に伴う症状は改善しない。

外から酵素を補うことで症状が改善すると主張するには、やはり比較試験を行う必要がある。年齢・性別その他の条件を一致させた二つの集団の一方に酵素を摂取してもらい、対照群と比較するのだ。広告には、そうした研究は紹介されていない。

酵素に限らず、「足りないものを食べて補う」という健康法が広がっている。たとえば、「肝臓が悪い人はレバーを食べればよい」「コラーゲンを食べると皮膚がうるおう」「軟骨の成分であるグルコサミンを摂れば関節痛が和らぐ」などである。しかし、酵素でも他の成分でも、多くはそのまま体内に吸収されるわけではなく、胃や腸で細かく消化されてから体に吸収される。そういう意味でも、効果については別途検証が必要だ。

以上のように、①酵素不足が加齢の原因とは限らない、②臨床試験などで効果が証明されていない、③そもそも酵素を摂っても、そのまま体に吸収されるわけではないので、酵素栄養学は医学者からニセ科学とみなされているのだ。

しかし、サプリメントを売る業者にしてみれば、根拠がなかろうとニセ科学であろうと商品が売れさえすればいいのである。広告には、薬事法違反にならないよう、「酵素を摂取することで症状が改善する」とは一言も書いていない。酵素の減少と加齢に相関関係があることを示し、酵素の減少が諸症状の原因であることをほのめかすだけである。「酵素を経口摂取すれば症状が改善する」と誤解するのは消費者の勝手だ、ということなのだろう。

※1　新谷酵素お試しセット　http://www.wellbest.jp/enzymed/jun/im.html

＜参考＞
・ASIOS編『謎解き超科学』彩図社　酵素栄養学の誤解
・「酵素 エンザイム」にからんだ健康情報2 酵素栄養学とは何か - やさしいバイオテクノロジー　http://yoshibero.at.webry.info/200705/article_7.html

健康食品

健康食品は安全？

健康食品は、健康な人のための食品である。わざわざ健康食品を買ってまで摂る人は、なんらかの効果を期待しているのだろうが、ほとんどの健康食品は効果が証明されていない。それでも健康な人が摂る分には、それほどの害はないだろう。しかし、少なくとも病気の人にはおすすめできない。

なぜなら、健康食品にはリスクがあるからだ。食品だからといって安全とは限らない。健康食品による、さまざまな健康被害が報告されている。たとえば、下痢、嘔吐、発疹、間質性肺炎、腎障害、肝障害、排尿困難、血小板減少症、光線過敏症などである。

中でも多いのが、肝障害である（※1）。倦怠感、黄疸、食欲不振、皮膚のかゆみなどの自覚症状や、たまたま受けた採血検査で発見される。肝障害の患者さんを医師が診察するときには、ウイルス性肝炎、自己免疫性肝炎、アルコール性肝障害、薬剤性肝障害、鉄や銅などの代謝異常のほかに、健康食品やサプリメントによる肝障害を念頭におく。

肝臓は回復力の高い臓器であり、健康な人が肝障害を起こしても、原因となった健康食品を中止して安静にして経過をみていれば、ほとんどは自然に回復する。しかし、もともと肝機能が低下している人が肝障害を起こすと致命的になりうる。

60歳代の肝硬変の女性が、毎日スプーン1杯のウコン粉末を飲み始めたところ、2週間後に症状が悪化し、約3か月後に多臓器不全で死亡したという事例がある（※2）。食品であっても、大量かつ長期的に摂取すると思わぬ副作用が生じうる。ウコンは肝機能を高めるといわれており、肝障害のある患者さんが摂取することがあるので要注意だ。

がんの患者さんが、薬効を期待して健康食品を摂取することもある。キノコの一種であるアガリクスも、そうした健康食品のひとつ。胃がん手術後の50代の男性が、外来で経過観察中に肝障害を指摘された事例では、受診の3週間前からアガリクスを服用していたことが判明し、服用を中止したところ肝障害は改善した（※3）。

これだけなら、別の原因で生じた一過性の肝障害とアガリクスの服用時期が偶然一致していただけかもしれない。もう一度アガリクスを投与して肝障害が起こるかどうかを試せばはっきりするのだが、当然のことながら患者さんの不利益になるので、意図的な再投与を行うことは倫理的に許されない。

ただ、この症例の興味深い点は、翌月の外来で再び肝障害が確認されたことにある。肝障害が改善して安心したのか、この患者さんはふたたびアガリクスを服用していたのだ。アガリクスの服用後に肝障害が生じ、中止後に改善し、服用再開後にまた肝障害が悪化したわけで、意図しない偶然の再投与によってアガリクス服用と肝障害の因果関係が強く疑われた一例である。報告には「厳重に服用中止を指示した」とあった。

珍しい食品の例では、「羅漢果《らかんか》」という果物の摂取後に、劇症肝炎を発症した事例がある（※4）。羅漢果は中国産のウリ科植物で、消化・吸収されにくい甘味成分を持つとされ、肥満対策によいと称して売られている。劇症肝炎になった30歳代の女性も「痩せ」の効能を期待し、羅漢果を連日煎じて飲用していた。

この女性は帝王切開による出産の2週間後から、発熱・発疹、黄疸、肝障害が出現して、大学病院に入院した。諸検査にてウイルス性肝炎など、他の肝炎の原因は否定的だった。ステロイドパルス療法などの治療を行うも、肝炎は劇症化した。劇症肝炎は致死率の高い病気である。肝移植が行われる以前、劇症肝炎の致死率は6割といわれていた。

この女性は幸いにして、血漿交換や免疫抑制剤の投与によって助かった。免疫抑制剤の投与中止後に、薬剤アレルギーを調べるための検査であるリンパ球刺激試験を行ったところ、羅漢果に対して陽性という結果であった。経過も併わせて考えるに、羅漢果が劇症肝炎の原因だったことが強く疑われる。

これらの事例からは、「天然成分だから安全だ」あるいは「食品であるから安全だ」とは言えないことがわかるだろう。そもそも、ときどきならともかく、珍しいキノコやら果物やらを大量に毎日摂取することは、きわめて不自然である。健康食品を売る業者は「毎日の習慣に」などと宣伝するが、別に消費者のためを思ってのことではなく、たくさん消費されたほうが儲かるからである。

「健康食品ばかり批判しているが、医師が処方している薬はどうなんだ」という意見もあるだろう。その通り、健康食品に限らず、医療機関で処方される薬にも薬剤性肝障害をはじめとしてさまざまなリスクがある。さらに言うなら、食品と比較して薬のほうが副作用の頻度は多いし、程度もより重篤である。

しかしながら、薬と健康食品には二点ほど無視できない違いがある。

一点目は、薬はメリットである薬効が証明されないと認可されないのに対して、健康食品は薬効が証明されていないこと（特定保健用食品などは例外）。

二点目は、薬についてはデメリットである副作用の情報が広く公開されているが、健康食品はそうではないこと。製薬会社は自社が販売している薬剤の有害事象についての情報を集め、どのような副作用が、どれくらいの頻度で起きうるのかを添付文書に記載している。健康食品については、そのような重要な情報がない。

つまり、医薬品はメリットもデメリットもはっきりしているので、両者を専門家である医師が比較できる。それに対して、健康食品はメリットもデメリットも情報がないために比較できないうえ、しかも必要かどうかを判断するのは専門家ではなく個人である。

「飲むだけで、なんとなく安心できる」といった気持ちのうえでのメリットは否定しない。しかし、薬効（メリット）がはっきりしないものを摂るために、副作用のリスク（デメリット）を負ってしまうのは、あまりよいことには思えないのだ。

※1　恩地森一他「民間および健康食品による薬物性肝障害の調査」肝臓 46(3), 142-148, 2005-03-25
※2　内藤裕史『健康食品・中毒百科』丸善株式会社
※3　春日照彦「健康食品アガリクスによると思われる肝機能障害を呈した胃癌術後患者の1例」第788回日本臨床外科学会雑誌 64, 1802, 2003
※4　宮西浩嗣他「中国原産果実（ラカンカ）による劇症肝炎（亜急性型）の一救命例（会議録／症例報告）」肝臓（0451－4203）45巻 Suppl.3 PageA603（2004）

健康グッズ

抗酸化で老化を防げる?

金属が酸化によって錆びるように、人の体も「錆びる」ために老化する、といった主張がある。人が呼吸によって酸素を取り込むと、その一部が反応性の高い『活性酸素』となり、これが脳梗塞や動脈硬化をはじめとするさまざまな病気に関連しているのは事実だ。そのため、活性酸素による酸化が悪玉、その害を打ち消す抗酸化作用が善玉とされることが多い。これは、消費者にアピールしやすいからでもあるだろう。「抗酸化サプリメントで、アンチエイジングを」というわけである。

しかし、体が「錆びる」という表現は不正確であるし、「活性酸素で病気になる。抗酸化作用で健康になる」という単純な二元論は間違っている。たとえば、体内に侵入してきた細菌に対する防御機構のひとつは、白血球が作り出す活性酸素だ。また、βカロテンやビタミンEといった抗酸化サプリメントがかえって死亡率を高めるという臨床試験の報告もある(※1)。

抗酸化作用を売りものにした商品は多数あるが、中でも魔法のような効果を持つのが『エコパラダイス溶液』だ。エコパラダイス溶液は「還元を促進する特殊酵素」を有し、「空気も水も薬にしてしまう」作用があり、「長所ばかりで欠点のない都合の良いもの」だそうだ。

エコパラダイス工法の住宅では「家電製品を使っても帯電しない為、カビやウィルスが侵入できず、それを餌とするダニ→ゴキブリ→ネズミという食物連鎖を断ち、人間や動物が発する炭酸ガス（活性酸素）を嗅ぎ分けて寄って来るメスの蚊や腐敗臭を嗅ぎ分けるハエやカラスなども寄り付かなくなります」とある（※2）。

帯電しないというのは本当か。本当だとして、カビやウイルスが侵入しないというのは、どういう仕組みなのか。そして、ゴキブリの餌はダニではない。ネズミの餌はゴキブリではない。仮にカビが侵入できないとしても、食べ残しなどのエサがあればゴキブリやネズミは寄ってくるだろう。炭酸ガスは活性酸素ではない。よしんばエコパラダイスに抗酸化作用があるとしても、人が呼吸したら炭酸ガスは発生する。その他、エコパラダイスは、カラスを健康にしてしまわないのかなど、突っ込みどころが満載だ。

なんと、「抗酸化作用」の魔法は、オタマジャクシからカエルへの変態を阻止することもできる。エコパラダイス溶液で加工したバケツ（※3）の中に水を入れ、オタマジャクシを育てると、カエルに成長することなく大きくなるのだそうだ。エコパラダイス製品を扱う代理店のウェブサイトには「いつまでも健康な若い状態を保つ」オタマジャクシの写真が掲載されている。しかし、そのオタマジャクシは、おそらく単なるウシガエルの幼生だと思われる。正常なウシガエルの幼生は成体に変態するまでに1~2年間かかり、幼生のまま越冬する。8月に捕獲したオタマジャクシが12月になっても変態しないままでも、なんの不思議もない。

なお、エコパラダイスがカエルの変態に影響するかどうかを検証したいのであれば、同時に対照群を設けた実験、つまり水温やエサなどの他の条件を同じにした普通のバケツでもオタマジャクシを育ててみて比較する実験が必要である。

抗酸化作用でカラスが寄り付かない家を建てようが、あるいはオタマジャクシを育てようが勝手にすればいいと思うが、これが人の健康に影響しかねないとなると話が違ってくる。エコパラダイスを用いた「還元陶板浴」なる施設がある(※4)。要するに、岩盤浴、サウナの一種だ。ただの岩盤浴ならかまわないが、以下のように病気に効果があるかのような表現をしている。

ガン、膠原病、リュウマチのような免疫系、冷え性、便秘、不妊、高・低血圧、心臓病、腎臓病、糖尿病等循環器系、B型・C型肝炎、水虫、インフルエンザ等ウィルスや黴が原因の疾患、パーキンソン氏病、ＡＬＳ、鬱病、脳梗塞や交通事故の後遺障害等脳・神経系、打ち身、捻挫、骨折等怪我のリハビリ、アトピー性皮膚炎、喘息・花粉症シックハウス症候群や化学物質過敏症のようなアレルギー疾患等でお苦しみの方、是非お試し下さい。

「治ります」ではなく「お試し下さい」とあるから、薬事法には違反していないかもしれない。しかし、「免疫力の向上」「副交感神経の正常化」などを謳っており、病気が治ると誤認する人もいるだろう。中でも、著しく問題があるのは、好転反応についての記載だ。「好転反応」は正式な医学用語ではなく、代替医療において治療後の症状悪化をごまかすために使用される用語である。

病気の時は、体が「酸化」している状態です。還元陶板浴に入浴すると、その「還元」効果によって体の細胞が活性化し、酸化した老廃物を体外に排泄する作用が起こりますので、その過程で一時、「好転反応」と呼ばれる症状が出ることがあります。
「好転反応」には、以下のようなものがあります。
「弛緩反応」…怠い、眠いなどの倦怠感として感じられます。

「過敏反応」…便秘、下痢、腫れ、痛みなどとなって現れます。

「排泄反応」…湿疹、目やに、吹出物、便として体内の老廃物・有害物質が排泄される症状です。

「回復反応」…胃痛、腹痛、吐き気、発熱、動悸などとなって現れます。

また、入浴時間が長すぎた場合や水分摂取が過少だった場合にも、血管内壁のプラークが剥離して肝臓に送られ、その分解の為に肝機能がオーバーフローして様々な「好転反応」が起きることがあります。

しかしこれらの症状が克服できるとしだいに健康に向かいます。好転反応が辛い場合は、一時体を休めてください。生活のテンポを緩めることで、乗り切ることができます。身体が改善にむかって変化していることを、やがて実感できるはずです。


医学的には、まったくのデタラメである。プラークとは、動脈硬化を起こした血管の内壁に沈着した物質のこと。肝動脈のプラークでもない限り、剥離したプラークが肝臓に送られることはない。たとえば、首の動脈のプラークが剥離した場合、血流に乗ってさらに末梢の脳血管に送られ脳梗塞を引き起こす。運よく脳梗塞を起こさなかったとしても、静脈から心臓を経由して肺循環に乗る。ましてプラークの分解のために「肝機能がオーバーフロー」することはない。

「胃痛、腹痛、吐き気、発熱、動悸など」は「回復反応」であり、「これらの症状を克服できると健康に向かう」というが、重篤な疾患の初期症状と、どう区別するつもりなのか。「回復反応」と誤認し、体を休めて乗り切ろうとした結果、治療が遅れて利用者が死に至った場合、業者は責任を取れるのか。これらの記載は、もしかしたらエコパラダイスで多くの人に健康になってほしいという善意によるものかもしれない。しかし、無知を伴う善意は危険である。

専門的な話ならともかく、「長所ばかりで欠点のない都合の良いもの」などという魔法が存在しないことは、ごく基本的な知識があればわかる。「抗酸化の魔法」への信仰が、他人に害を与えることにつながらないように願いたい。

※1　Bjelakovic G et al., Antioxidant supplements to prevent mortality., JAMA. 2013 Sep 18;310(11):1178-9
※2　エコパラダイス株式会社　http://www.ecoparadise.com/index.html
※3　「不思議なバケツ」いきいきペール－有限会社エコット　http://www.ecot-ltd.co.jp/list/pail/（現在は削除）
※4　還元陶板浴 虎杖伝説の里　http://www.kangentoubanyoku.jp/

健康グッズ

健康グッズに効果はある?

磁気やゲルマニウムのブレスレットといった、身につけるだけで体になんらかのよい効果をもたらすと称される健康グッズがある。『ホルミシスベルト』『ホルミシスブレストバンド』(99ページ参照)も、この類だ。プロスポーツ選手が身に着けていることもある。科学的根拠は明確ではないので健康になる効果があるとは言えないが、心の持ちようで症状が軽減されたり、スポーツの成績が向上したりすることもあるだろう。だから、「がんが治る」などといった効果効能を謳ったり、あまりに高額だったりしない限りは、さほど悪質とは言えないと私は考える。

しかし、中には気をつけるべき商品もある。たとえば、バイオラバーだ。バイオラバーは「人体に有益なバイオウェーブ(赤外線)を放射する」とされているラバー(ゴム製品)である。「炭酸カルシウムを99.7%以上含む高純度の石灰石をベースとし、独自製法のミクロの気泡によるハニカム構造をもったラバー」だそうだ(※1)。バイオラバー製品は多種多様で、布団のようなマット状のものや、Ｔシャツやベストのような衣類、アイマスクなどがある。

バイオラバーが、赤外線を放射しているのは事実だ。室温にあるすべての物体は赤外線を放射しているからだ。ただ、バイオラバーが放射する赤外線が特に人体に有益であるという医学的根拠はない。とはいえ、別にがんが治るなどと書いているわけではないし、現時点の記述だけを見れば、本書で取り上げるほどでもない。しかし、バイオラバーの歴史は言及するに値する。

かつて『バイオラバー応援サイト』というウェブサイトがあり、バイオラバーの効果効能が謳われていたのだ（※２）。たとえば、下の図のような具合である。

「バイオラバーを使った血糖値の変化」のデー

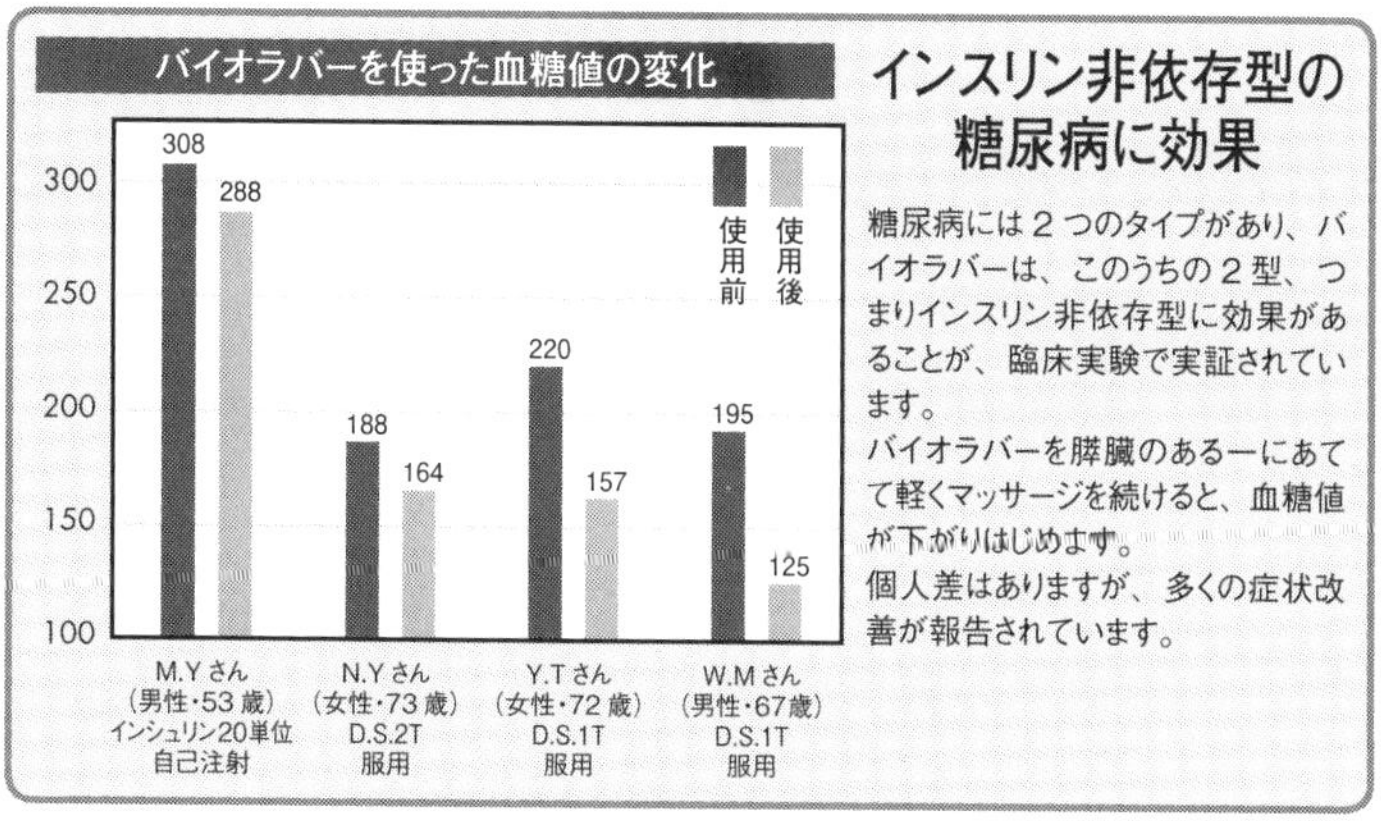

（※２）より引用して作成

タは、医学的にほとんど意味がない。なぜなら、バイオラバーでマッサージしなくても、血糖値は自然に変化するからだ。個人差はあるものの、通常は食事をして1時間後くらいが血糖値のピークであり、そのあとは徐々に下がっていく。そのタイミングで血糖値を測れば、バイオラバーに効果がなくても使用後の血糖値は下がる。

バイオラバーに血糖値を下げる効果があるかどうかを検証するには、やはり複数の患者さんを無作為にバイオラバー群と対照群に分けて比べる比較試験が必要だ。対照群ではバイオラバーに似た普通のゴム板で同様にマッサージする。こうした比較試験を行わず、前後比較のみで「インスリン非依存型糖尿病に効果がある」と主張するのは、ごく基本的な医学的知識に欠けているか、意図的に消費者を騙そうとしているのかのどちらかである。いずれにしても悪質だ。

ちなみに、これは山本化学工業と無関係に『バイオラバー応援サイト』が勝手にやったことではない。山本化学工業のウェブサイトにも同じ文面で、「インスリン非依存性の糖尿病に効果」と書かれていた。この記述は、薬事法違反になるからだろうが、2008年頃に削除されている（※3）。

『バイオラバー応援サイト』には、同社の山本富造社長に対するインタビュー記事も載っていたが、びっくりするようなことが書いてある。以下に、山本社長の言葉を引用する（※4）。

「バイオラバーにより、サラサラな血への改善、高血圧の正常化をさせられる方法もあります」

「目の病気の方は、大半が、お尻（仙骨）がすごく冷えておられます。これにより、脊髄液（背骨の血流）の流れがわるくなられてますので、これをバイオラバーで改善するとかなり良くなられます」

「バイオラバーは、血流の改善をしますから、［脳血管の手術の］術後には良いです」

「前立腺ガンの場合は、Ｐタイプを2枚、丹田と仙骨、Ｍサイズのマットを下腹部に巻き付けるか、敷いてご使用下さい」


山本社長の主張に、医学的根拠はない。このような表現を広告で使用したら、薬事法違反である。『バイオラバー応援サイト』は、自身がバイオラバーを使用して肩こりが治った経験を持つお笑い芸人の方が個人的に作ったものである。山本社長とは家族ぐるみの付き合いがあるという。親しいインタビュアーに対して、本音が出たのかもしれない。

その後、ある事件をきっかけに、『バイオラバー応援サイト』は削除された。２００９年の秋、「がんが治る」と効能を謳ってバイオラバーを販売したとして、健康用品販売会社の店長や商品の講師らが薬事法違反容疑で逮捕されたのだ（※５）。消費者庁からも全国の各都道府県に、バイオラバーによる被害拡大を防止するよう通達が出された（※６）。ちょうど時期を同じくして、山本化学工業のウェブサイトには「お客様各位」という文書が掲載されている。

近年、インターネット等の普及により弊社ホームページ、会社案内、商品資料等を無断使用したり、データや有識者の先生方のコメントを改ざんする等、悪質なるケースも多く、また、薬事法等に抵触する内容の広告である場合もあり、大変迷惑を致しております。特にインターネット等による販売や商品販売ツール、弊社ホームページとの無断リンクなどがあり、全てを弊社側のみで規制することが不可能な状況です。つきましては、今後弊社が独自に発行致しております案内(商品に関するインフォメーション)以外については、一切の責任を負いかねますことをここにご通知申し上げます。

メーカーの山本化学工業としては、薬事法に触れる広告を出されるのは不本意であり、むしろ迷惑している立場であるという文面だ。しかし、山本化学工業は自社のウェブサイトや社長のインタビューで糖尿病やさまざまな疾患への効果を謳っていた。それに、薬事法違反容疑で逮捕された商品の講師は、山本化学工業の関連会社の社員であったのだ。

この事件からは、次の二つの教訓が得られる。ひとつは、有名人が「効果がある」と言ったとしても、効果の証明にはならないということである。その有名人に十分な医学知識があるとは限らないし、自身に効いたという体験談だけで盲目的に信じてしまうことはありうる。もうひとつは、効果に対する責任の所在について注意すべきであること。あなたが効果を期待して商品を買ったのに、思ったほど効果がなかったとしよう。メーカーにクレームをつけても、「私たちは効果があるとは言っていない。有名人や販売員が、効果があると言ったのかもしれないが、私たちには関係がない」と言われるだけかもしれない。

バイオラバーに限らず、高価な健康グッズは医学的根拠がないにもかかわらず50～100万円するものもある。果たして、値段に見合うものだろうか？

※1　製品フィールド ヘルス - 山本化学工業　http://www.yamamoto-bio.com/health.html
※2　『バイオラバー応援サイト』（アーカイブ） http://archive.is/uAktr
※3　山本化学工業株式会社製品紹介（アーカイブ） - 山本化学工業株式会社 http://web.archive.org/web/20070811224256/http://www.yamamoto-bio.com/yamamoto_j/medical.html
※4　バイオラバーに関する Q&A『山本化学工業』の山本富造社長に聞く！（アーカイブ） - 『バイオラバー応援サイト』 http://web.archive.org/web/20080924002250/http://www.asakusakid.com/bio-rubber/html/q_a.html
※5　バイオラバー - Skeptic's Wiki http://sp-file.qee.jp/cgi-bin/wiki/wiki.cgi?page=%A5%D0%A5%A4%A5%AA%A5%E9%A5%D0%A1%BC
※6　株式会社ハーキュリーズグループ関係者による未承認医療機器（バイオラバー製品）販売について http://www.caa.go.jp/region/pdf/091022johoteikyo.pdf

その他

タバコでは肺がんにならない?

先進国において、健康を脅かす最大のリスクは喫煙である。ここまで例を挙げてきたような効果不明確な健康法はもちろんのこと、適度な運動や睡眠、休息、バランスのとれた食事をとるといった正しい健康法であっても、喫煙の害を打ち消すほど効果の高い健康法は存在しない。もし喫煙者が健康になりたいのであれば、さまざまな健康法を試すよりも、まっ先に禁煙するのが効率的である。

ところが、『早死にしたくなければ、タバコはやめないほうがいい』(武田邦彦著、竹書房)というタイトルの本がある。工学博士で中部大学の教授である武田氏の主張によれば「禁煙すると肺がんになる」のだそうだ。なぜ、そう言えるのだろう? 武田氏の論拠は、日本人男性における喫煙者率と肺がん死亡者数の時間的推移である。

「喫煙率が半分になりタバコを吸う人の数が半分に減ったら、がんになる人が約5倍になったことになる」とある。なるほど、この図だけを見れば、「喫煙者率の低下が肺がん死亡者数の増加の原因である、つまり禁煙すると肺がんになる」という結論を導き出したくもなるだろう。しかし、それは単純すぎる見方だし、大間違いである。

まず、喫煙をし始めてから、がんが発症するまでには時間がかかるため、喫煙者率が減ってもすぐに肺がん死亡者数は減らない。つまり、タイムラグがある。次に肺がん死亡者数は、喫煙率以外の要因からも影響を受ける。実際、喫煙者率の低下と肺がん死亡者数の増加の図は、『タイムラグ説』と『他の要因説』の合わせ技で説明可能である。次ページの図は、日本人男性の年齢調整肺がん死亡率と喫煙率の推移のグラフである。

日本人男性における喫煙者率と肺がん死亡者数の推移

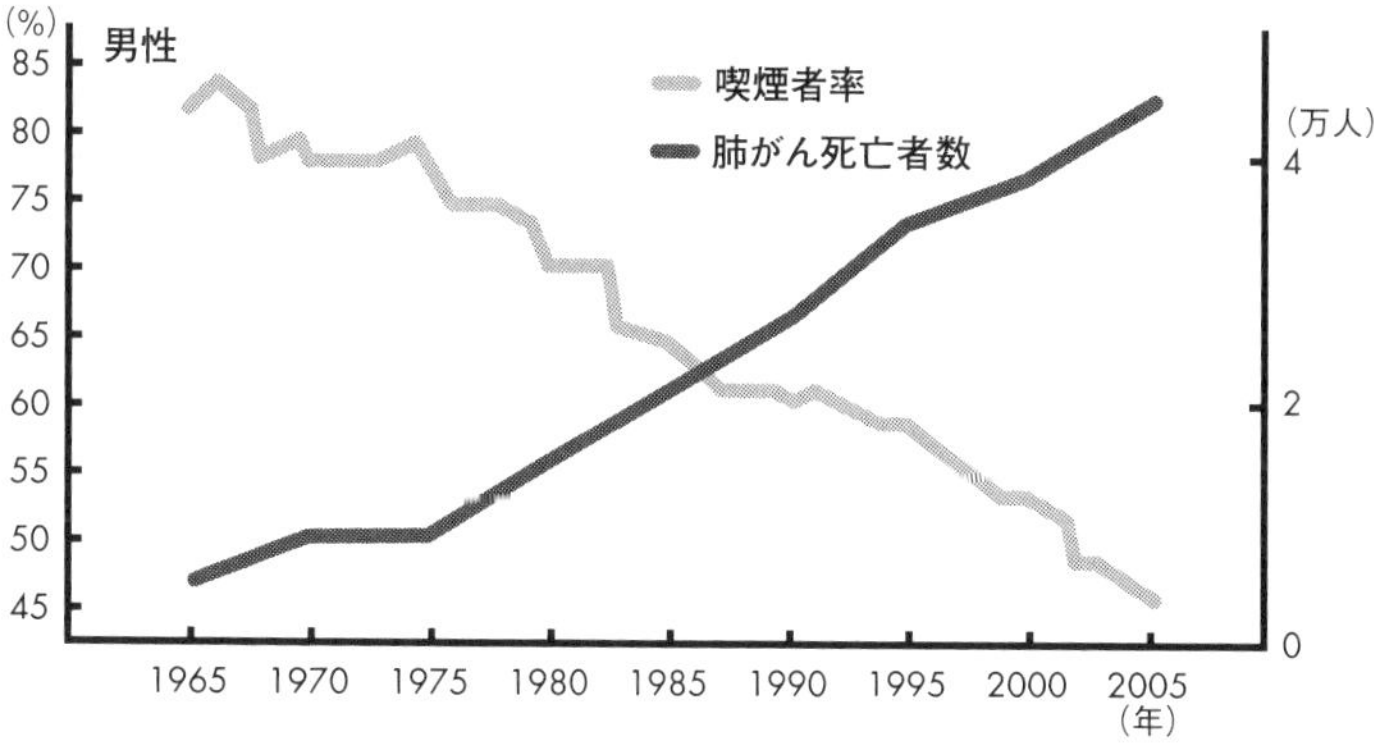

『早死にしたくなければ、タバコはやめないほうがいい』裏表紙より引用して作成

１９６０年代に喫煙率のピークがあり、その約30年後の１９９０年代に肺がん死亡率のピークがあるのがわかるだろう。喫煙が正常な細胞にダメージを与え続けて、がん細胞を発生させ、がん細胞が細胞分裂を繰り返して、時間をかけて大きな塊を作り、そして人を死に至らしめるまでに約30年かかると考えれば、この図はうまく説明できる。

それでは肺がん死亡率が減っているのに、肺がん死亡者数が増え続けているのはなぜか？

肺がん死亡者が増える別の要因が、他にあるからだ。その要因は、主に二つある。

ひとつは、人口の増加。もうひとつは、高齢者の割合の増加である。人口の増加については説明不要だろう。

日本人男性喫煙率 vs 肺がん死亡率（年齢調整）

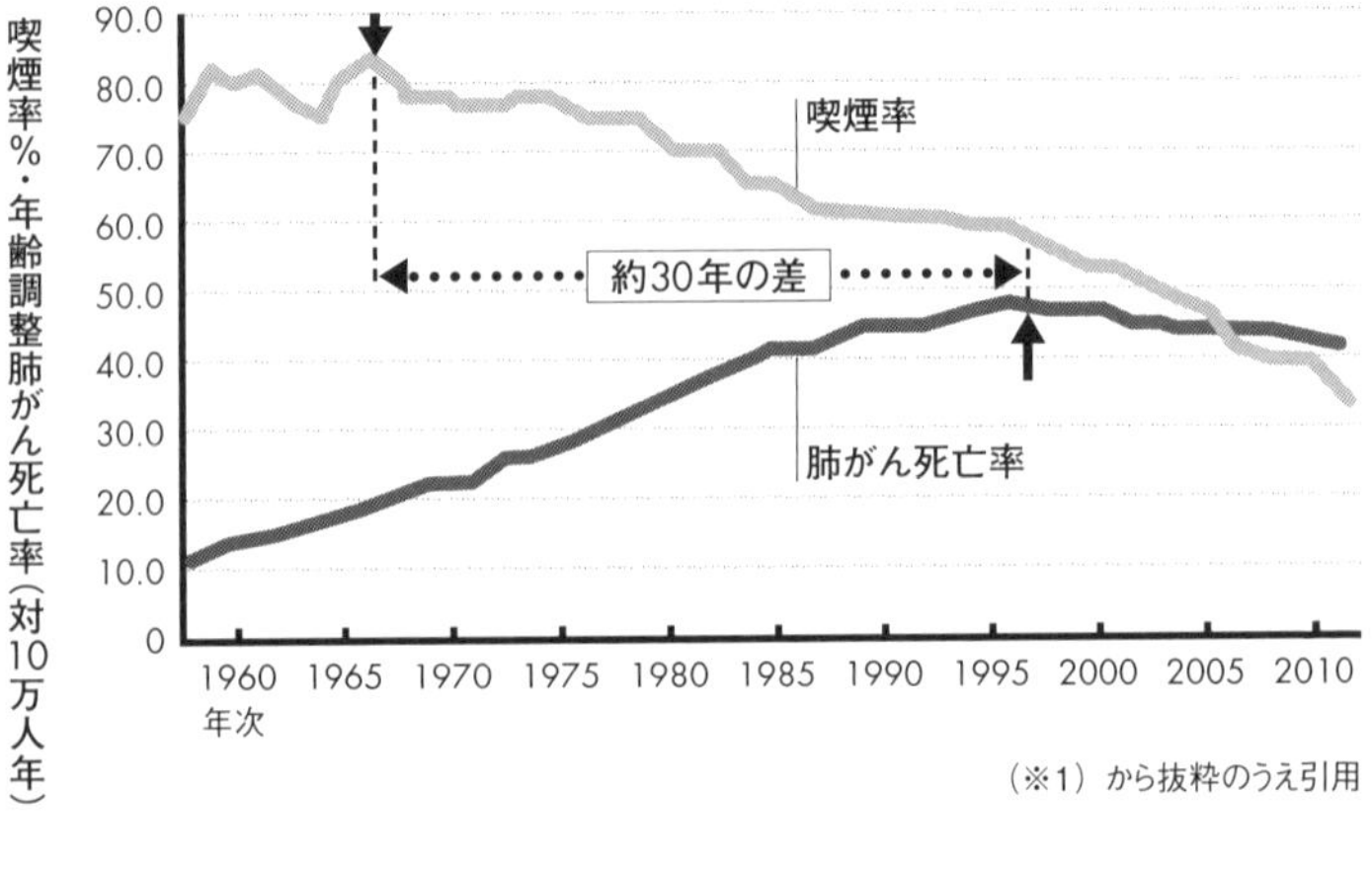

（※1）から抜粋のうえ引用

肺がんで死亡する確率が変わらなくても、人口そのものが増加すれば肺がん死亡者は増える。そもそも死亡率ではなく、死亡者数で比較することが間違いのもとなのだ。

高齢者の割合の増加も、肺がん死亡者が増える要因になる。たとえば、人口が同じ1億人で他の条件が同一であれば、若年者が多い場合と、高齢者が多い場合では、後者のほうが肺がん死亡者は多くなる。肺がんは高齢者に多い病気だからだ。そのため、年齢以外の要因の影響を見たい場合には、年齢調整を行う。年齢調整後の肺がん死亡率のピークが、喫煙率のピークの約30年後にあるのは図で示した通りである。

喫煙率のピークに遅れて、肺がん死亡率がピークを迎えたのは日本だけではない。アメリカがん協会のウェブサイトにあるグラフによると、タバコの消費量のピークに30年ほど遅れて、アメリカ人男性の肺がん死亡率がピークを迎えている（※2）。

喫煙が肺がんの原因であるという証拠は、これだけではない。喫煙などの有害な生活習慣と疾患の因果関係を明らかにするうえで、最も信頼できる研究手法はコホート研究だ。喫煙と肺がんの関係を示したコホート研究は、世界中に山のようにある。その中の一例を紹介しよう。日本人数万人を10年近く追跡した調査である（※3）。非喫煙者の男性７５９０人、喫煙歴のある男性１１１６４人、現喫煙者の男性２５６９７人を約8年間かけて追跡調査したところ、肺がん死亡者数はそれぞれ23人、102人、341人であった。
10万人年当たりにすると、それぞれに35.6人、110.9人、158.5人である。これは、非喫煙者、喫煙歴あり、現喫煙者がそれぞれ10万人いたら、1年間でそれぞれ35.6人、110.9人、158.5人が肺がんで死亡することを意味する。非喫煙者と比較して、喫煙者は約5倍も肺がんで死亡しやすいわけである。さらに言うなら、タバコを吸うと肺がんになるのは「日本だとほぼ男性に限ってよい（P.46）」と武田氏は書いているが、これも誤りである。同論文では、日本人女性であっても喫煙者は約3.7倍も肺がんで死亡しやすいというデータが示されている。

喫煙率と肺がん死亡の時間的推移のデータも、コホート研究のデータも、喫煙が肺がんの原因であることを示した。現在、まともな科学者で、喫煙と肺がんの因果関係を疑う人はいない。

さて、これまでは肺がんのみの話をしてきたが、喫煙が原因となる疾患は肺がんに限らない。喫煙は、肺がん以外にも喉頭がんや食

日本人男性における肺がん死亡と喫煙の関係

喫煙状況	対象者数（人）	人年	肺がん死亡者数	肺がん死亡率（10万人対）	相対リスク（年齢調整後）
非喫煙者	7590人	64645人年	23人	35.6	1.00
喫煙歴あり	11164人	91792人年	102人	110.9	2.80
現喫煙者	25697人	215139人年	341人	158.5	5.10

（※3）より引用して作成

道がんなど、他の悪性疾患の原因にもなる。あるいは冠動脈疾患や脳血管障害などの動脈硬化性疾患、慢性閉塞性肺疾患（ＣＯＰＤ）や気管支喘息などの呼吸器疾患のリスクを上げる。これらもコホート研究などの疫学調査によって明らかになっている。

さらに、喫煙は全死亡のリスクを増やすことが、多数の研究から明らかにされている。一例を挙げよう。１９５１年から、イギリスの男性医師３万４０００人を50年間追跡したコホート研究がある（※４）。この研究においては、喫煙者は非喫煙者と比較して、平均して寿命が10年短かった。また、70歳まで生きた人の割合は非喫煙者で81％、喫煙者で58％であった。70歳以下での死亡を早死にとすると、非喫煙者で19％が、喫煙者で42％が早死にしていることになる。つまり、喫煙していると2倍以上早死にしやすいわけである。早死にしたくなければ、タバコを吸わないほうがいい。

では、すでに喫煙している人が禁煙した場合、寿命は延びるのだろうか。この研究では、喫煙を続けるよりも禁煙したほうが長生きできることも示されている。禁煙する年齢が若ければ若いほど効果が高く、25歳から34歳までに禁煙すれば寿命は非喫煙者と変わらない。55歳から64歳までに禁煙すると、非喫煙者と比較すれば早死にするが、喫煙を続けるよりも約３年も寿命が延びる。つまり、禁煙するのは若ければ若いほどよい。

私はタバコを吸うなと言っているわけではない。「喫煙は文化である」という主張がある。そうかもしれない。マナーを守るなら、タバコを吸うのは個人の自由である。ただ、喫煙の自由を主張するときに、「タバコは肺がんの原因ではない」というデタラメは必要ない。

医療において「インフォームド・コンセント」という考え方がある。手術のようなリスクのある処置を受けるときには、その処置のメリットとデメリットを十分に説明されたうえで、患者はその処置を受けるかどうかを決定する。そのときにうその説明があってはならない。タバコについても同様だと私は考える。喫煙するか、それとも禁煙するかの意思決定は、タバコのリスクについて正確に説明されたうえでなされるべきである。

健康情報に関するデタラメを見抜けるかどうかは、命も左右する。自分の命を守るためにも、たくさんある情報の中から信頼できるものを選び、利用する能力が必要だ。

※1 国民と政府にウソをついて喫煙対策を妨害するJTに抗議する－日本禁煙学会 http://www.nosmoke55.jp/action/1203liar_jt.html
※2 Cancer Statistics 2013 Slide Set http://www.cancer.org/research/cancerfactsstatistics/cancerfactsfigures2013/cancer-statistics-2013-slide-presentation.pdf
※3 Marugame T et al., Lung cancer death rates by smoking status: comparison of the Three-Prefecture Cohort study in Japan to the Cancer Prevention Study II in the USA., Cancer Sci. 2005 Feb;96（2）:120-6.
※4 Doll R et al., Mortality in relation to smoking: 50 years' observations on male British doctors., BMJ. 2004 Jun 26;328（7455）:1519.

解説

20年ほど前になりますが、私の知人のAさんは妊娠中に初期の乳がんと診断され、出産後すぐに乳房温存手術を受けました。手術後は、本来ならば抗がん剤と放射線治療を継続して、がんの再発を抑えていく必要があります（こうした治療を受ければ、当時でも8割くらいの確率で10年以上の生存が期待できました）。

しかし、抗がん剤治療をしていると、母乳で育てたくても与えられないこと、ある健康本に「抗がん剤は効果がないばかりか、副作用によって苦しんで逆に早く死んでしまう」という情報が書かれていたことから、出産後でナーバスになっていたAさんの不安はとても大きくなっていきます。母乳を与えるためにもと、「これでがんの再発も防げる」という体験談が紹介されていた自然療法をすすめる本に希望を託し、Aさんは病院での治療をやめて、その療法に思い切って切り替えました。医療保険を使えないので「治療費」は高額でしたが、自然療法の指導者からは謎の血液検査をされ、「免疫力が高まったので、このまま続けていたら大丈夫」と言われて信じてしまいます。Aさんの体の具合が悪くなってくると、指導者は「一時的な好転反応なので、しばらく我慢していたらよくなる」と言い、彼女はその指示に従って我慢し続けました。

しかし、体調はよくなるどころか悪化していき、ついに苦痛で寝ているのもつらくなって、ようやくAさんは「この療法は怪しいのでは」と気づき、病院に戻ります。ところが、すでに体のあらゆる所にがんが転移していて手遅れの状態でした。がんに打ち勝ち、さらに母乳をわが子に与えられるようにと選んだ療法は、じつはほとんど効果がなく、Aさんはずっと無治療同然の状態になっていたのでした。再入院後、Aさんは幼い子を残してこの世を去らねばならないことを嘆き、「私のような目に遭う人をなくしてほしい」と見舞いに来た人に伝えていました。

Aさんの死後、ご遺族は落胆して「これが運命だったのだ」とし、訴える気力も失います。納得できなかったAさんの職場の上司が、その自然療法の指導者に直談判しに行きましたが、「Aさんのほうから治療をしてほしいと頼み込んできたのであって、こちらに責任を求めてくるのはお門違いだ」と言われ、まったく話にならなかったと憤って帰ってきました。高額な「治療費」を支払わせて、あとは患者の自己責任として逃げたのです。このケースは、氷山の一角でしょう。

Ａさんは歴史研究家でもあります。普段の彼女であれば、不確かな健康本を鵜呑みにしてしまうことはとても考えられません。しかし、Ａさんほどの人でも判断を誤ってしまいました。病気になり不安になっていると、怪しげなものに引っかかりやすくなるのです。

巷には健康に関するいい加減な内容の本があふれていますが、それらを医学的にきちんと根拠を挙げて批判している本というのは、全体に冊数も少なく目立たなくて、圧倒的に負けてしまっている状況です（当たり前のことが書いてある本はつまらなくて売れないと判断されてしまうか、出版されてもあまり売れなくて書店から早々と消えてしまっている可能性があります）。

また、現在日本で出版されている幅広い内容の総合的な「ニセ医学批判本」は欧米諸国で出版された本の翻訳版が多く、残念ながら日本で流布されている「ニセ医学」と内容がズレてしまっており、そのままでは通用しない部分がどうしてもありました。

本書は、日本で流布されている「ニセ医学」について、ほぼ網羅しています。こうした本が出るのをずっと待っていました。医師であり、長年「ニセ医学」を批判してきた名取宏氏によって書かれたもので、現代医療、代替医療、健康法に関してそれぞれ10項目が選ばれており、世間に広まっている医療に関するよくある誤解やうそについて一通り解説されています。

名取宏氏は、頭ごなしに否定するのではなく、そうした怪しげな情報を信じてしまいたくなる人たちの心理に配慮しつつ、一般の人たちにわかりやすい文章でどこが間違っているのか、考え方の一つひとつについて根拠を示しながら丁寧に説明しており、こうした文章は普段から医師として患者さんに接している経験から培われたものではないかと思います。

以前から名取宏氏は、インターネットでもブログやツイッターなどを介して「ニセ医学」に関する情報を提供しています。彼に批判されたことを逆恨みしたり、批判対象を「ニセ医学」ではなく「ニセ医学を信じてしまった人」であると誤解した人たちから、ときどき的外れな攻撃を受けたりしながらも、地道に情報発信を続けられています。

ニセ医学の問題は、それを信じた被害者だけではなく、まともな医学の発展も邪魔します。この解説を改稿する直前に、本庶佑氏のノーベル医学・生理学賞の受賞が発表されましたが、受賞理由となった画期的ながん免疫治療薬「オプジーボ」を開発した際の苦労話として、当時は「がんの免疫療法」といえば、効果の怪しい民間療法（ニセ医学）のイメージがとても強くて、本庶氏と研究開発に取り組んだ小野薬品が共同開発を持ちかけた国内の主要製薬企業の全てから断られてしまったエピソードが紹介されています。結局、米国のベンチャー企業との共同開発に漕ぎつけてようやく開発に成功しました。ニセ医学の跋扈《ばっこ》によって、画期的な治療薬の開発までも足を引っ張られてしまったのです。この様に「ニセ医学」は多方面に悪影響を与えています。

「私のような目に遭う人をなくしてほしい」というAさんの望みが、少しでも叶うことを願っています。本書が、できるだけ多くの人に読まれますように。

片瀬久美子（サイエンス・ライター）

Profile

かたせくみこ
1964年生まれ。
京都大学大学院理学研究科修了。博士（理学）。
専門は細胞分子生物学。
大学院進学前に11年間、企業の研究員として、
バイオ系の技術開発、機器分析による
構造解析の仕事を経験。
犬や猫も好きだけどやっぱり鳥派。
著書に
『放射性物質をめぐる
あやしい情報と不安に付け込む人たち』
（光文社新書：
もうダマされないための「科学」講義　収録）など

科学的根拠《エビデンス》をもとに解説

新装版

「ニセ医学」に騙されないために

2018年11月29日　第1刷発行

著者　名取宏
発行者　清田名人
発行所　株式会社内外出版社
〒110-8578
東京都台東区東上野 2-1-11
電話　03-5830-0368（販売部）
電話　03-5830-0237（編集部）
https://www.naigai-p.co.jp

装丁・本文デザイン　須子まゆみ（suko design）
イラスト　とぐちえいこ
編集　大西真生
印刷・製本　中央精版印刷株式会社

ISBN　978-4-86257-402-2

本書は、2014年6月にメタモル出版より
発行された書籍を復刊したものです。